*T*IDEAS Y *T*RUCOS

DE
BELLEZA

Penelope Doy

T IDEAS Y RUCOS

— DE —

_ BELLEZA_

Si usted desea que le mantengamos informado de
nuestras publicaciones, sólo tiene que remitirnos su
nombre y dirección, indicando qué temas le interesan,
y gustosamente complaceremos su petición.

Ediciones RobinBook
Información Bibliográfica
Aptdo. 94.085 - 08080 Barcelona.

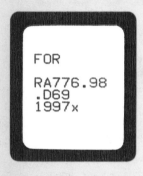
© 1997, Ediciones Robinbook, SL.
  Aptdo. 94.085 - 08080 Barcelona.
Diseño cubierta: Regina Richling.
Fotografía: A.G.E. Fotostock.
ISBN: 84-7927-227-9.
Depósito legal: B-11.639 -1997.
Impreso por Romanyà Valls, Pça. Verdaguer, 1.
08786 Capellades.

Impreso en España - Printed in Spain.

PREPARACIÓN DE LOS COSMÉTICOS

1. RECOLECCIÓN DE LAS PLANTAS

Recolectar personalmente los productos naturales destinados a elaborar los productos de belleza es, además de una actividad muy entretenida y emocionante, la mejor manera de asegurarse de que sean frescos y de que no hayan sido tratados con pesticidas o con otros productos que podrían desvirtuar sus propiedades.

No coja nunca las plantas de los márgenes de carreteras y caminos o las que estén cerca de una fuente de contaminación industrial y asegúrese de que sus ejemplares no tengan insectos.

EL CULTIVO

En muchos casos las plantas se pueden cultivar en casa en macetas para las ventanas o tiestos colgantes, si no se dispone de mucho espacio, o si es posible, creando en la terraza un pequeño jardín a base de macetas de diversos tamaños.

Generalmente, el cultivo de estas plantas no requiere más habilidad que la necesaria para cuidar las plantas de interior. Recuerde, sin embargo, unos pequeños consejos: asegúrese de que tienen suficiente luz; riéguelas cuando el mantillo esté seco, preferentemente vertiendo agua en un platillo y poniendo el tiesto encima, y no mantenga los tiestos en el platillo con agua durante más de una hora y media porque las raíces se pudren.

Para las plantas que cultive en el interior procure mantener una temperatura y humedad constantes. Esto último lo puede conseguir mediante humidificadores o rellenando con musgo o turba (que se debe humedecer periódicamente) el espacio entre la maceta y el recipiente que la contiene.

LA ELECCIÓN

Elija las hojas y flores que estén más frescas y lozanas. La cosecha se debe efectuar, preferentemente, a una hora temprana de un día seco, cuando el calor ha evaporado la humedad nocturna, pero todavía no ha empezado a secar las valiosas grasas vegetales que confieren sus propiedades a brotes, espigas y flores.

LA RECOLECCIÓN

Para recoger las plantas sólo necesita una canastilla de jardinero o un cesto de fondo plano. No use nunca una bolsa de plástico porque no deja respirar a las plantas y éstas se estropean rápidamente.

Coja sólo las plantas que conozca perfectamente y en la cantidad que vaya a usar y guárdelas en posición horizontal. Es muy importante que las trate con cuidado porque únicamente de esta manera evitará que se deterioren y se dañen, por tanto, sus valiosos jugos.

Recolección de hojas, tallos y flores

Seleccione las hojas más jóvenes, aquellas que estén recién desplegadas, y los tallos más tiernos. Procure no dejar la planta demasiado desnuda ya que se debilitaría, y proceda siempre con cuidado y respeto hacia la naturaleza; es la mejor manera de preservarla.

Recolecte las hojas cuando la planta esté en flor y, si precisa también las flores, escoja aquellas que estén recién abiertas y ofrezcan una apariencia más lozana.

Recolección de semillas

Escoja las que estén maduras y tengan un aspecto seco. Corte todo el semillero y colóquelo dentro de una bolsita de papel. Una vez en casa, cuélguelo boca abajo en un sitio seco hasta que las semillas se separen de la baya.

Recolección de raíces

Recoja sus raíces a mediados de otoño o al principio de la primavera, pues es cuando contienen todas las reservas alimenticias necesarias para el crecimiento de la planta y, por tanto, cuando sus propiedades para la belleza natural están en pleno apogeo.

Para conseguir las raíces en buen estado, aparte la tierra de alrededor y tire con suavidad, procurando no dañar innecesariamente la planta. Limpie los restos de tierra y seque con un paño limpio.

2. SECADO Y ALMACENAMIENTO

Para secar adecuadamente las plantas precisa un lugar seco y templado como puede ser una buhardilla, un armario empotrado o un horno apagado.

La mejor forma de secar las raíces es al sol, aunque puede acelerarse el proceso en el horno, mientras que las plantas completas pueden colgarse en una cuerda dispuesta a lo largo de la habitación.

Para secar hojas y flores, el mejor método es extenderlas sobre papel secante.

SECADO DE LAS HIERBAS

Coloque la espiga entera sobre una arpillera o lona y deposítela cuidadosamente en un cajón de madera bien aireado con revestimiento de nylon.

El proceso de secado debe ser lo más rápido posible y en la oscuridad, a fin de conservar las cualidades de las plantas.

Dispóngalas en una buhardilla sin humedad, en una alacena aireada o en un horno tibio que no supere los 32 ºC. Durante las primeras 24 horas cambie varias veces de posición las hierbas para asegurarse de que se secan por igual. Sabrá que las hierbas están secas porque crujen y se quiebran.

Restriéguelas entonces con unos guantes de punto y guárdelas en frascos convenientemente identificados. No guarde más de un tipo de hierba por recipiente.

SECADO DE FLORES Y HOJAS

El proceso es básicamente el mismo, aunque las flores, por su fragilidad, han de manejarse con mayores precauciones.

Un método alternativo, y también muy efectivo, es atar en pequeñas gavillas varios brotes y colgarlos luego boca abajo en un desván o habitación oscura con corrientes de aire cálido.

Sabrá que las flores están secas porque los pétalos pierden toda la humedad y adquieren una consistencia parecida al papel, mientras que las hojas se quiebran con facilidad.

Las flores y pétalos se guardan enteros. Las hojas se pueden guardar enteras o tratarlas como las hierbas. Guardar en recipientes herméticos.

SECADO DE LAS RAÍCES

Recorte todos los apéndices fibrosos. Rocíe con agua limpia o, si es necesario, lávelas y deje que se sequen en una habitación cálida.

Una vez acondicionadas, córtelas en trozos de 1 cm y extiéndalas en un recipiente resistente al calor. Póngalas en el horno previamente calentado a 80 ºC.

Cuando están secas, las raíces adquieren una consistencia quebradiza y se rompen a la menor presión.

ALMACENAMIENTO

Las plantas y las hierbas se pueden almacenar en frascos pequeños y opacos, tapados con tapones de corcho, en un lugar seco y oscuro, como una fresquera, un armario empotrado, una buhardilla... También se conservan perfectamente en bolsas de arpillera cerradas con cordones o en bolsas de papel cerradas con papel de estraza.

No olvide etiquetar todos los frascos y bolsas.

No almacene nunca sus plantas en latas porque modifican los aromas.

3. INGREDIENTES Y UTENSILIOS

La naturaleza pone al alcance de la belleza una infinita gama de hierbas, flores, plantas y hojas con todo tipo de aromas y propiedades. Cada problema o cada necesidad tiene su solución en el mundo natural.

Todos los ingredientes necesarios para estos consejos de belleza natural se pueden encontrar fácilmente. Además de las plantas, hierbas y flores que puede obtener de sus propios cultivos o de sus salidas al campo, otros puntos de aprovisionamiento son: herboristerías, fruterías, droguerías, farmacias, tiendas de alimentación sana, tiendas especializadas en aromaterapia...

No es necesario tampoco tener conocimiento especial alguno para realizar las diferentes recetas de este libro. Todos los preparados son muy sencillos de elaborar.

LOS INGREDIENTES

Muchos de los productos más beneficiosos para la belleza ya están presentes habitualmente en la cocina: aceite de oliva, harina de maíz, gelatina, miel, aceite de girasol, vinagre, manzanas, zanahorias, pepinos, limones, patatas, arroz, manzanilla, lechugas...

Otros, como el agua de rosas, alcanfor, alcohol etílico, bórax, glicerina, vaselina o yodo se encuentran fácilmente en farmacias, droguerías o perfumerías, mientras unos terceros, como el vinagre de sidra, la levadura de cerveza, la lecitina, la salvia y los aceites esenciales se encuentran en tiendas de dietética y de productos naturales.

LOS UTENSILIOS

Aunque los utensilios necesarios para preparar las recetas que contiene este libro suelen formar parte del menaje de la cocina, es conveniente no mezclarlos; guarde separadamente los cacharros dedicados a los usos cosméticos y no los emplee para la cocina. Aunque, evidentemente, deberá compaginar algunos aparatos para el uso culinario y el cosmético, si se sumerge de lleno en el mundo de los trucos naturales, le saldrá a cuenta tener utensilios dedicados específicamente a este menester (piense, por ejemplo, en el efecto de una crema limpiadora con un aroma de ajo...); si no, provéase de lo más imprescindible y lave escrupulosamente todos los materiales que utilice.

No use nunca recipientes de aluminio para elaborar sus recetas de belleza.

Aunque, en general, todos los utensilios pueden ser sustituidos por otros parecidos o reemplazados con astucia, la lista que sigue le servirá de orientación:

PARA LA ELABORACIÓN

♦ Una balanza pequeña de precisión (a partir de 1 g).

- Una cacerola grande y otra más pequeña para fundir los ingredientes al baño María.
- Jarras o cuencos resistentes al calor.
- Una batidora eléctrica para cremas, emulsiones...
- Una licuadora para obtener zumos de frutas y verduras.
- Un colador metálico y otro de tela.
- Un mortero para triturar ingredientes.
- Un vaso graduado.
- Un cuentagotas o una jeringuilla de plástico para medir pequeñas cantidades de líquidos.
- Cucharas medidoras de plástico para medir con precisión pequeñas cantidades.
- Un embudo pequeño para decantar líquidos.
- Cucharas metálicas para mezclar.
- Un cuchillo.
- Una espátula de plástico para guardar las cremas en los tarros.

PARA GUARDAR

- Botellas de plástico de cierre hermético para conservar champús y productos para el baño.
- Botellas y tarros de cristal para poderlos esterilizar y reutilizar. Es aconsejable adquirirlos transparentes, verdes y de color marrón.
- Líquido o tabletas esterilizantes (de venta en farmacias).
- Botellas con pulverizador o atomizador.

4. MACERADOS

Los aceites aromáticos son primordiales en muchas recetas, a las que aportan un toque final muy especial. Aunque se pueden comprar ya elaborados, su preparación es muy fácil y divertida.

Los aceites elaborados en casa no serán tan concentrados como los que se adquieren en el mercado, pero son de muy buena calidad y considerablemente más baratos que los industriales, por lo que se pueden usar con generosidad sin tener que pagar un alto precio.

LA ELABORACIÓN

En líneas generales, los puntos a seguir son los siguientes:

1. Lave y seque con papel de cocina las hierbas que vaya a usar, pulverícelas e introdúzcalas en una botella de cuello ancho de cristal marrón con capacidad para medio litro. Asegúrese de que la botella está limpia y seca.
2. Vierta en la botella el aceite indicado en la receta. Si son varios, mézclelos primero. Si es necesario, apriete las hier-

bas para que el aceite las cubra totalmente.

3. Cierre herméticamente la botella y guárdela en un lugar cálido y oscuro durante 21 días.

4. Filtre el preparado, una vez haya pasado ese tiempo.

ALGUNOS TRUCOS

Para conseguir aceites más concentrados, añada otra vez hierbas y déjelo reposar otros 21 días. Puede repetir el proceso las veces que quiera.

No olvide etiquetar sus frascos: es sorprendente lo fácil que resulta olvidar qué hay dentro.

Guarde las hierbas, pues aunque gran parte de su perfume haya sido absorbido por el aceite, todavía pueden emplearse para aromatizar el baño.

Use el aceite de hierbas como aditivo para el baño y como aceite corporal: su piel quedará suave y sedosa. Para revitalizar la piel, use, después del baño, aceites de almendra, cacahuete, coco, oliva o albaricoque

Si añade los aceites esenciales al aceite de masaje se beneficiará de sus diferentes cualidades.

ACEITES DE FLORES

Son algo más laboriosos de preparar, pero no presentan demasiadas dificultades. Use las flores más aromáticas y frescas.

Ponga una cazuela resistente al baño María dentro de otra más grande. Vierta medio litro de aceite de girasol o de almendras en la cazuela pequeña y caliéntelo hasta que el aceite esté templado. Eche flores suficientes como para llenar la cazuela, cubra con una tapa ajustada y manténgalo caliente procurando que no llegue a alcanzar en ningún momento temperaturas elevadas. Después de dos horas, saque las flores y llene el recipiente con más flores frescas. Repita el proceso hasta que el aceite tenga la intensidad deseada. Deje hervir entonces el aceite con todos los capullos hasta que las flores queden crujientes.

Separe las flores, filtre el aceite en el colador de tela o con una gasa, añada una cucharadita de estoraque líquido y otra de tintura de benjuí, y enváselo.

ALGUNOS ACEITES ESENCIALES Y SUS PROPIEDADES

- ♦ Albahaca: estimulante mental.
- ♦ Cedro: diurético y tónico.
- ♦ Eucalipto: revitalizador, antiinflamatorio y antibiótico.
- ♦ Jazmín: reactivador, estimulante y afrodisíaco.
- ♦ Lavanda: antibiótico, antivírico, antifúngico y tónico.
- ♦ Limón: diurético, estimulante y refrescante.
- ♦ Manzanilla: tranquilizante, calmante, antibiótico natural.
- ♦ Mejorana: calmante y sedante.
- ♦ Menta: revitalizante, refrescante y relajante.
- ♦ Pino: estimulante y fortificante.
- ♦ Rosas: tranquilizante, fortificante y relajante.

5. EXTRACTOS, ESENCIAS Y TINTURAS

Cada producto requiere una elaboración muy concreta descrita paso a paso en cada receta. Sin embargo, hay una serie de procedimientos que se repiten habitualmente.

EXTRACTOS

Introduzca las plantas en una botella de cristal de cuello ancho y cierre hermético. Vierta sobre las plantas agua hirviendo, según lo indicado en cada receta, y deje reposar ocho minutos.

Coloque en el embudo una bola de algodón hidrófilo y filtre el preparado.

TINTURAS

Las sustancias resinosas que contienen algunas hierbas no pueden recogerse con el procedimiento habitual de cocción o infusión. La única alternativa es embeber estas hierbas en alcohol para que los componentes gomosos se liberen.

Seque y triture las plantas y colóquelas en una botella de cristal ancha que cierre herméticamente. Agregue cinco partes de alcohol por una parte de plantas y deje reposar durante unos 12 días. Fíltrelo utilizando el procedimiento anterior.

Otro procedimiento consiste en poner 16 cucharadas de hierba molida en un frasco que cierre herméticamente, junto con un litro de vinagre de vino o alcohol de 90º, se tapa y se deja en un lugar cálido y, a ser posible, soleado durante dos días. En estos primeros días, no olvide agitar regularmente el preparado varias veces al día.

Cuando hayan pasado 14 días, filtre y embotelle el preparado y guárdelo, convenientemente identificado, en un lugar oscuro.

ESENCIAS

Se destinan a la aplicación externa y se elaboran mezclando dos cucharadas de algún aceite aromático con medio litro de alcohol rebajado, vinagre de vino o alcohol de 90º.

TÓNICO AROMÁTICO DE ROMERO Y MENTA

- ♦ 2 cucharaditas de romero.
- ♦ 2 cucharaditas de menta.
- ♦ 400 ml de agua.
- ♦ 100 ml de coñac.

Dé un hervor al romero y a la menta en el agua y deje reposar durante una hora. Filtre el preparado y añada el coñac.

AGUA DE COLONIA

- ♦ 1/2 taza de alcohol puro.

- ♦ 4 cucharadas de pétalos de rosa frescos.
- ♦ 2 cucharadas de piel de limón rallada.
- ♦ 2 cucharadas de piel de naranja rallada.
- ♦ 1 cucharada de albahaca fresca.
- ♦ 1 cucharada de menta fresca.
- ♦ 1/4 de litro de agua hirviendo.

Deje macerar los pétalos de rosa en el alcohol durante una semana. Triture las hojas de albahaca y de menta, mezcle con las pieles ralladas y prepare una infusión. Una vez fría, cuele y agregue el alcohol también filtrado.

TÓNICO REJUVENECEDOR DE ORTIGAS

- ♦ 1 puñado de puntas de ortiga.
- ♦ 1/2 litro de agua hirviendo.
- ♦ 1/2 litro de vinagre de vino blanco.

Vierta el agua hirviendo sobre las ortigas, tape el recipiente y déjelo hervir suavemente durante un cuarto de hora. Retírelo del fuego, añada el vinagre de vino blanco y deje reposar durante una hora. Filtre el líquido, enváselo y etiquételo. Si el olor a ortigas no le acaba de convencer, añádale un poquito de agua de colonia en el momento de usarlo.

6. SUSTANCIAS COSMÉTICAS CASERAS

La despensa y la nevera son una fuente casi inagotable de productos de belleza naturales.

ESPECIAS, ACEITES Y HARINAS

- ♦ Avena: los copos o la harina suavizan y nutren la piel y arrastran las células muertas. Indicada en cremas exfoliantes.
- ♦ Canela: tiene propiedades antisépticas y suavizantes y desprende un olor muy agradable.
- ♦ Clavo: tiene propiedades antisépticas y es excelente para enjuagarse la boca y refrescar el aliento.
- ♦ Germen de trigo: se usa para preparar champú seco, mascarillas y cremas faciales. El aceite de germen de trigo es muy efectivo contra las arrugas.
- ♦ Harina de trigo: se usa en mascarillas faciales o cremas de manos. Para suavizar la piel, introduzca un puñado en una bolsita de gasa y úselo en el baño.

- Huevos: se emplean en tónicos proteínicos para el cabello, acondicionadores, champús y cremas protectoras de las manos.
- Leche: la leche es muy rica en elementos nutritivos que la piel absorbe con facilidad. Se usa en cremas faciales, leches nutritivas y limpiadoras, preparados para el baño...
- Miel: suaviza, sana, alivia y alimenta la piel.

FRUTAS Y VERDURAS

- Aguacate: constituye una excelente mascarilla facial. El interior de la piel del aguacate se puede frotar directamente sobre el cuerpo para eliminar las células muertas.
- Albaricoque: contiene gran cantidad de vitamina A que enriquece y sana la piel. Es apropiado para mascarillas faciales y aceites corporales. Contribuye a borrar las estrías y las arrugas.
- Limón: es rico en vitamina C. Se utiliza en cremas faciales o corporales, champús, cremas de manos...
- Manzanas: son útiles en las mascarillas faciales y ayudan a arrastrar las células muertas. El zumo de manzana es un efectivo tonificante para cutis mixtos.
- Papaya: la papaína que contiene es un eficaz exfoliante natural. Además, la papaya nutre y suaviza la piel.
- Patata: el jugo de las patatas crudas es un buen suavizante para la piel y un calmante para cutis irritados. La harina de patata se puede incluir en las recetas de cremas para espesarlas.
- Piña: como limpiador, es excelente para las mascarillas faciales y para el tratamiento del cutis con manchas u otros problemas.

- ♦ Plátano: triturado, se usa como mascarilla facial relajante.
- ♦ Pepino: tiene propiedades calmantes y refrescantes. Aplicado en forma de rodajas sobre los ojos, reduce la hinchazón.
- ♦ Zanahoria: protege la piel del daño causado por los radicales libres. El aceite de zanahoria (que puede obtener macerando durante unos días zanahorias ralladas en un aceite vegetal de buena calidad) cuida la piel y ayuda a mantenerla joven.

Los productos de cocina que intervienen en recetas naturales son casi incontables: té, que es un eficaz filtro solar o alivia los ojos hinchados; yogur, muy útil para cremas y mascarillas faciales, sobre todo para cutis grasos; chile, que estimula el crecimiento del cabello; vinagre de sidra, que se utiliza en muchas recetas para la piel y el cabello; mayonesa, que constituye un excelente antiarrugas...

LA PIEL

7. TIPOS DE TONALIDAD

Hay pieles morenas muy resistentes al sol que se broncean ense-
guida y, sin embargo, tienden a presentar un aspecto poco saludable, opaco y tirante; pieles muy blancas de tonos luminosos, u otras
de tonos más apagados, colonizadas o no por pecas...

Determinar el tono de piel es importante tanto para sacar partido al maquillaje como para conocer los colores que mejor sientan a
cada mujer al vestir.

CÓMO AVERIGUAR SU TONALIDAD

Pruebe con prendas de diferentes colores y experimente hasta saber
como le sientan.

Si los tonos cálidos (albaricoque, naranja, crudos, ocres...) brin-
dan a su rostro una apariencia sana y fresca y los ojos se avivan, sig-
nifica que la tonalidad básica de su piel procede de los colores rojo
o amarillo, correspondientes a la primavera o al otoño.

Si son los tonos fríos (azul, verde, blanco puro) los que más la
favorecen, iluminando su cara e, incluso, disimulando ojeras, es que

su piel procede del azul, correspondiente a los tipos de verano o invierno. El color de los ojos y del cabello es el que determina la pertenencia a uno u otro de los cuatro grupos.

La mujer primaveral

Posee una tez luminosa, con una tonalidad básica dorada, ya sea con una tez melocotón transparente o con sensuales pecas doradas. Sus mejillas son, con frecuencia, rosadas.

El color del cabello puede variar entre el dorado, miel, rubio rojizo y castaño dorado, aunque a menudo presenta destellos cobrizos. El color de ojos es claro: verde, azul, turquesa, ámbar o marrón dorado.

Sus colores son los claros y suaves: marfil, miel, verde tila, albaricoque, melocotón, violeta, además de un rojo coral vivo o un azul cian intenso. Debe evitar a toda costa el negro y el blanco de nieve, así como los tonos fríos.

La mujer otoñal

El cutis de esta mujer es cálido y luminoso con un fondo dorado y sus mejillas suelen ser pálidas.

El color del cabello suele ser rojo o, al menos, con un acentuado brillo rojizo, mientras que el color de ojos suele ser cálido: dorado oscuro, marrón intenso, marrón avellana o tonos ambarinos. Le sientan divinamente los tonos terrosos y dorados. Sus colores son el blanco crema, el albaricoque cálido, el rojo anaranjado, el verde botella, el amarillo maíz y el petróleo. No puede llevar azules, rosas ni tonos chillones.

LA MUJER VERANIEGA

Su tez suele ser muy clara, beige rosado o amarillento, con mejillas sonrosadas salpicadas, en ocasiones, de pecas. Sus ojos oscilan entre el azul puro y el azul grisáceo, o bien el verde azulado o grisáceo, y su color de cabello es rubio o rubio ceniza.

Sus colores son los fríos y pasteles: rosa azulado, azul celeste frío, vino tinto, verde azulado, verde pastel o blanco crudo. No debe lucir el blanco puro, el negro ni las tonalidades marrones amarillentas.

LA MUJER INVERNAL

Su piel es blanca y trasluce un tono azulado, y en ocasiones presenta pecas marrón ceniza. Sus ojos son de color azul nítido, verde intenso, marrón muy oscuro, avellana o gris y se combinan con cabellos oscuros: negro, castaño oscuro...

Sólo ella puede lucir con estilo el blanco y el negro y los colores puros: azul intenso, rojo luminoso, verde, amarillo. También le favorecen los contrastes de colores.

8. ANÁLISIS DEL TIPO DE PIEL

Para determinar con seguridad del cien por cien el tipo de piel, lo mejor es acudir a un especialista en estética que realice un análisis y un test cutáneo. Sin embargo, los diversos tipos de piel tienen unas características diferenciales suficientemente marcadas como para que, con un poco de paciencia, pueda reconocer en casa el tipo al que pertenece, y así usar los productos más adecuados.

EMPIECE EL EXAMEN

Aunque el tipo de piel tiene mucho que ver con la herencia genética, no permanece igual toda la vida. A medida que pasan los años se vuelve más seca, aunque puede conservar durante toda la vida zonas grasosas que requieren cuidados específicos.

Para examinar la piel es imprescindible que esté limpia y sin rastro de maquillaje. Use una crema limpiadora y asegúrese de aclarar bien su rostro porque la textura de la crema podría inducirle a confusiones. Relájese unos diez minutos, a ser posible tumbada y con los ojos cerrados, y prepárese para examinar su rostro ante el espejo.

◆ Piel normal: ofrece un aspecto terso y saludable, ni demasiado seco ni demasiado graso. No tiene poros abiertos, ni apenas puntos negros, manchas, granos, líneas tirantes o acné.

◆ Piel seca-grasa: es de textura fina y tiene poros muy pequeños, con tendencia a provocar una sensación de gran tirantez e incluso hormigueos. No tiene puntos negros. Su sequedad se debe a que la segregación de las glándulas sebáceas es menor de lo normal.

◆ Piel seca-húmeda: ligera sensación de tirantez en todo el rostro. Mientras que la zona T (nariz, barbilla y frente) tiene pequeños puntos negros y presenta apariencia grasosa, el resto de la cara tiende a la sequedad. Puede presentar poros de gran tamaño y un aspecto brillante. Sus características se deben a que la segregación de las glándulas sudoríparas es menor.

◆ Piel grasa: su aspecto es brillante y con apariencia grasienta aunque esté recién lavada. Es propensa a presentar poros dilatados, espinillas y barros. El tacto del cutis es graso y deja residuos en las yemas de los dedos al frotar.

◆ Piel mixta: tiene una región grasosa en la parte central de la cara (frente, nariz y barbilla) y una piel normal en el resto del rostro.

◆ Piel envejecida: el aspecto de la piel es mate, apagado y gris en todo el rostro y produce sensación de sequedad. Empiezan a aparecer arrugas y la piel se reseca y se marchita. Puede presentar manchas en los párpados y en las sienes.

♦ Piel sensible: puede tener una apariencia normal y su textura es fina, aunque tiende a la sequedad. Si no se usan los productos adecuados aparecen manchas rojizas e irritaciones con suma facilidad. Su tonalidad es blanco-rosácea y puede poseer venitas visibles en las mejillas y la nariz.

9. CUIDADOS GENERALES DEL CUTIS

Mantener una apariencia cuidada, además de una buena salud de la piel del rostro, requiere unos cuidados mínimos pero constantes. Se puede recurrir a la cosmética comercial, pero la cosmética casera está especialmente indicada para todas aquellas personas que desean vivir de una forma más racional y saludable.

ALGUNAS CONSIDERACIONES PREVIAS

- ♦ Conserve siempre en el frigorífico los productos preparados.
- ♦ Su tiempo de conservación es de tres semanas.
- ♦ Si su piel es extremadamente sensible, puede que los preparados la irriten. En ese caso, utilice cosméticos comerciales hipoalergénicos, adecuados a su tipo específico de piel.
- ♦ Muchos son los agentes que influyen negativamente en la piel: las tensiones y preocupaciones, la falta de horas de sueño, un medio ambiente negativo, el tabaco, el alcohol,

una alimentación desequilibrada, no ingerir suficiente agua, llevar una vida sedentaria... Elimine de su vida todo aquello que la perturbe.

CUIDADOS DEL CUTIS

Las tres reglas de oro para que la piel tenga un aspecto inmejorable son: limpiar, tonificar e hidratar con los productos indicados a cada tipo de piel. También es importante ejercitar los músculos faciales con el fin de evitar la tan temida flacidez.

Es imprescindible desmaquillar el rostro cada noche. Para ello, empape una borla de algodón con un poco de loción desmaquilladora para los ojos (sin aceites). Deslice la borla desde las cejas y por encima de las pestañas. Evite restregar para que no se produzcan irritaciones. Humedezca otra borla de algodón con agua y retire con ella la pintura de los labios.

RELAJAR LOS PÁRPADOS

Para aliviar y relajar la piel que rodea los ojos, tan propensa a reflejar el cansancio o a congestionarse, no hay nada mejor que una loción ocular, que ayudará a dar intensidad y belleza a su mirada. La que sigue es una receta muy sencilla de elaborar, apta para todo tipo de cutis, ya que la zona de los ojos no presenta demasiadas variaciones.

Moje dos borlas de algodón con unas gotas de esta loción y colóquelas sobre los ojos cerrados. Este producto se conserva de 8 a 10 días en el frigorífico.

LOCIÓN OCULAR

- ◆ 1/8 l de agua destilada.
- ◆ 1/4 de cucharadita de eufrasia (hierba seca).
- ◆ 1/2 cucharadita de salvia (hierba seca).
- ◆ 1/4 de cucharadita de hinojo (semillas secas).
- ◆ 1 pizca de té.

Ponga en un cazo el agua destilada y las hierbas y caliéntelo hasta que comience a hervir. Retire el cazo del fogón y deje reposar la infusión durante 10 minutos. Pase el preparado por un filtro de café y vierta el líquido en un frasco con ayuda de un embudo.

10. PIEL NORMAL

Son las pieles equilibradas que no presentan granos ni espinillas. Se dan principalmente en personas jóvenes una vez han superado la pubertad.

CUIDADOS GENERALES

Aunque es el tipo de piel más agradecida y no suele presentar problemas de ningún tipo, no se tiene que descuidar. Es importante hidratarla, nutrirla y protegerla adecuadamente de los elementos y del envejecimiento.

PRODUCTOS PARA EL CUIDADO DE LA PIEL NORMAL

Loción desmaquilladora para los ojos (sin aceites). Leche limpiadora para pieles normales. Tónico facial para pieles normales. Crema contorno de ojos. Tónico ocular. Crema de día y de noche para pieles normales. Crema limpiadora. Mascarillas regeneradoras o hidratantes con base de crema o gel. Peeling.

CUIDADOS POR LA NOCHE

Después de desmaquillar el rostro, proceda a la limpieza de la piel. Vierta un poco de leche limpiadora sobre las manos húmedas y extiéndala por el rostro, el cuello y el escote. Retire con una esponjita humedecida en agua caliente. Presione ligeramente la esponjita sobre el rostro durante unos 10 segundos.

Empape una borla de algodón con un tónico facial para pieles normales y extienda suavemente.

Aplique un poco de crema de contorno de ojos en la zona que rodea los ojos y nutra su piel con una crema de noche para pieles normales.

CUIDADOS POR LA MAÑANA

No es imprescindible utilizar leche limpiadora por la mañana, pero sí es recomendable. Use también crema de contorno de ojos y una crema para pieles normales.

MÁSCARA FACIAL

Una vez por semana obsequie a su piel limpiándola a fondo: utilice primero una leche limpiadora para realizar una primera limpieza y luego cubra bien su rostro, escote y cuello con una crema limpiadora. Retire con un paño humedecido en agua caliente.

Emplee luego una mascarilla durante 10 minutos y, después de retirarla con un paño humedecido en agua caliente, aplique una crema de noche.

MASCARILLA DE ZANAHORIAS

- ♦ 15 g de ungüento Cordes.
- ♦ 5 g de manteca de cacao.
- ♦ 8 g de ácido esteárico.
- ♦ 50 g de zumo de zanahoria.
- ♦ 2 g de trietanolamina.

Disuelva al baño María el ungüento, la manteca de cacao y el ácido esteárico hasta que la mezcla adquiera una textura vidriosa. Caliente un poco el zumo de zanahoria con la trietanolamina e incorpórelo al primer preparado con una batidora.

CREMA NUTRITIVA DE FRUTAS

- ♦ 3 cucharadas de agua de rosas.
- ♦ 3 cucharadas de miel líquida.
- ♦ 3 cucharadas de harina de arroz.
- ♦ 2 cucharadas de fruta fresca (fresas, melocotones, albaricoques...).

Mezcle en frío todos los ingredientes y ya puede usarla.

11. PIEL SECA-GRASA

Requiere una crema de noche más regeneradora y rica en grasas que las cremas de día.

CUIDADOS GENERALES

No se exponga, en lo posible, al aire acondicionado, las luces de neón, la calefacción y el ordenador. En todo caso, proteja su piel con cremas grasas y con cremas de contorno de ojos.

PRODUCTOS PARA EL CUIDADO DE LA PIEL SECA-GRASA

Loción desmaquilladora para los ojos (sin aceites). Aceite limpiador para pieles secas. Tónico facial para pieles secas. Crema contorno de ojos (muy rica en grasa). Loción ocular. Crema de día hidratante con componentes grasos. Crema de noche o aceite para pieles secas. Suero aceitoso. Peeling (de efecto engrasante). Mascarilla (con base de crema).

CUIDADOS POR LA NOCHE

Después de desmaquillar el rostro, empiece con la limpieza: vierta aceite limpiador para pieles secas sobre las manos húmedas y extiéndalo sobre el cutis, el escote y el cuello. Retire con una esponjita humedecida en agua caliente. Aplique en el contorno de los ojos una crema específica, la más grasa que encuentre en el mercado, extienda una capa de suero aceitoso sobre el cutis y nutra su piel con una crema de noche para pieles secas.

Para la noche, también puede usar aceites. Adquiera en la farmacia aceites de aguacate, yoyoba y áloe vera y mézclelos usted misma.

CUIDADOS POR LA MAÑANA

Lave su rostro con agua caliente, impregne un algodón con un tónico facial para pieles secas y extiéndalo efectuando ligeros toques sobre el cutis. Para proteger el róstro, use una crema hidratante muy rica en grasas.

PEELING Y MASCARILLA

Para eliminar la capa de celulas muertas que amenaza con formar escamas, hágase un peeling por la noche cada 4 o 6 semanas con una crema exfoliante rica en sustancias grasas.

Dos o tres veces por semana aplique una mascarilla con base de crema durante unos 20 minutos. Utilícela también después del peeling.

Para retirarla, use una esponjita viscosa hidratante, con posterioridad, lávese con abundante agua caliente y acabe de limpiar el rostro con un paño mojado en agua caliente. Complete el tratamiento con tónico facial y crema de noche.

CREMA DE AGUACATE

- 3 g de manteca de cacao.
- 4 g de cera de abeja.
- 8 g de lanolina.
- 30 g de aceite de aguacate.
- 30 g de agua de rosas.

Disuelva al baño María la manteca de cacao, la cera y la lanolina hasta que la mezcla adquiera una textura vidriosa. Incorpore el aceite de aguacate a la mezcla y caliéntela un poco. Caliente agua de rosas en un cazo aparte. Retire del baño María la mezcla anterior y rocíela con el agua de rosas. Vierta el preparado en un tarro con tapa. Su tiempo de conservación es de 8 a 10 días en el frigorífico.

LECHE HIDRATANTE DE ALMENDRAS

- 4 cucharadas de almendras finamente molidas.
- 125 ml de leche.

Una la leche y las almendras, removiendo bien. Agite con frecuencia la mezcla durante las ocho horas siguientes. Una vez transcurridas, cuele la crema, guárdela en un tarro y ponga en la nevera.

12. PIEL SECA-HÚMEDA

La segregación de las glándulas sudoríparas es inferior a lo normal. Este tipo de piel requiere, por tanto, bastante humedad y cremas de día con base de emulsión.

CUIDADOS POR LA NOCHE

Después de desmaquillar, vierta un aceite limpiador para pieles secas sobre las manos húmedas y extiéndalo por el rostro y el cuello. Retire con un paño empapado en agua caliente. Unas dos veces por semana complete el tratamiento con una crema limpiadora para evitar la aparición de granitos y espinillas. Con una borla de algodón aplique un tónico especial para pieles secas, preferiblemente con hammamelis o manzanilla, que cierra los poros y desinfecta la piel.

Extienda sobre la piel que rodea los ojos una crema contorno de ojos grasa y aplique sobre el resto del rostro una crema de noche con sustancias hidratantes.

CUIDADOS POR LA MAÑANA

Lávese el rostro con agua caliente. Impregne un algodón con tónico facial para pieles secas y extiéndalo con toque ligeros. Extienda sobre el cutis una crema hidratante muy rica en grasas.

PEELING Y MASCARILLA

Hágase un peeling por la noche cada tres semanas para eliminar las células muertas y renovar su piel. Recuerde que su exfoliante debe contener sustancias engrasantes para que su piel no se reseque. Nunca aplique el peeling en la zona de los ojos; para relajarlos, emplee la loción ocular.

La frecuencia de la mascarilla será de dos o tres veces por semana. Hágala coincidir con el peeling siempre que pueda. Después de la mascarilla cubra el cutis con una crema de noche de efecto hidratante.

CREMA HIDRATANTE

- 5 g de manteca de cacao.
- 5 g de ácido esteárico.
- 2 g de alcohol graso.
- 5 g de lanolina.
- 10 g de aceite de yoyoba.
- 10 g de aceite de aguacate.
- 15 g de aceite de áloe vera.
- 50 g de infusión de hinojo (semillas secas), alfalfa, pimpinela, altea y flor de saúco.
- 2 g de trietanolamina.

Para preparar la infusión, introduzca en un recipiente dos cucharaditas de té y otras tantas con el resto de hierbas. Añada agua hirviendo. Tape el recipiente y deje que el contenido repose durante 10 minutos. Cuélelo.

Para preparar la crema, disuelva al baño María cera de abeja, el ácido esteárico, el alcohol graso y la lanolina hasta que la mezcla adquiera una consistencia vidriosa. Incorpore los aceites de yoyoba, aguacate y áloe vera a la mezcla y caliéntela un poco.

Caliente la infusión con la trietanolamina en un cazo aparte. Retire del baño María la mezcla anterior e incorpórela lentamente a la infusión mezclando con una batidora.

MASCARILLA DE LEVADURA DE CERVEZA

- ♦ 1 cucharadita de levadura de cerveza en copos.
- ♦ 2 yemas de huevo.
- ♦ 2 cucharadas de miel ligera.
- ♦ 2 cucharadas de crema agria.
- ♦ 1/2 cucharadita de vinagre de sidra.
- ♦ 2 cucharadas de aceite de oliva o de sésamo.
- ♦ Leche y agua destilada.

Lávese a fondo la cara. Bata los cinco primeros ingredientes hasta que estén homogéneamente mezclados. Póngase en la cara aceite de oliva o de sésamo y aplique la mascarilla. Relájese durante 20 minutos. Quítese la mascarilla rociándose la cara con una mezcla de dos partes de leche y cuatro de agua destilada.

---

13. PIEL GRASA

En las pieles grasas es mayor la secreción de las glándulas sebáceas y la acumulación de células muertas. Además, la piel tiende a perder gran cantidad de humedad, lo que se aprecia en la formación de escamas en la superficie del cutis.

ALIMENTACIÓN

No debe comer dulces, productos de bollería industrial ni embutidos. También conviene reducir el consumo de productos agrios y especias fuertes, ya que favorecen la aparición de granos en el rostro. La alimentación ha de ser rica en minerales y oligoelementos, pues su carencia puede contribuir al mal estado de la piel.

PRODUCTOS PARA EL CUIDADO DE LA PIEL GRASA

Loción desmaquilladora para los ojos (sin aceites). Leche limpiadora para pieles grasas. Crema limpiadora. Tónico facial para pieles grasas. Crema o gel para los ojos. Loción ocular. Emulsión de día suave. Crema de noche para pieles grasas. Peeling (nunca de grano grueso). Máscara facial (base de crema). Máscara facial (base de gel).

CUIDADOS POR LA NOCHE

Después de desmaquillar, vierta un poco de leche limpiadora sobre las manos húmedas y extiéndala por el rostro y el cuello. Retire con un paño humedecido con agua caliente. Para la segunda fase de la limpieza, utilice una crema limpiadora, que penetra profundamente en los poros y previene las infecciones, y acabe con una loción facial que no contenga más de un 10 % de alcohol.

Para nutrir la piel, extienda un poco de crema de ojos alrededor de los mismos. Complete el tratamiento extendiendo una crema de noche para las restantes zonas del rostro y del cuello.

CUIDADOS POR LA MAÑANA

Limpie el cutis con una leche limpiadora, igual que en el tratamiento de noche, y complete el proceso con una loción facial. Una emulsión suave protegerá la piel durante todo el día. Para acabar, utilice crema de contorno de ojos.

PEELING Y MÁSCARA FACIAL

Aplique un peeling por la noche una vez a la semana. No debe ser de grano grueso, porque algunas partículas podrían instalarse en los poros y hacerlos todavía mayores. Después, limpie el cutis con una crema limpiadora y extienda la crema exfoliante por todo el rostro (excepto por la zona de alrededor de los ojos). Deje actuar de 5 a 15 minutos. Efectúe un ligero masaje en aquellas zonas más propensas a la acumulación de impurezas (por ejemplo la nariz, la frente, la barbilla...).

Después del peeling, aplíquese una máscara facial con base de crema de efecto regenerador y relajante durante 20 minutos. Para la máscara siguiente utilice una base de gel. Cubra su cutis con una crema de noche.

MASCARILLA DE MARIA ANTONIETA

- ♦ 1/4 l de leche.
- ♦ 6 ml de jugo de limón.
- ♦ 12 ml de coñac.

Hierva la mezcla a fuego lento. Aplique sobre el cutis y deje que se seque. Pasados 15 minutos, enjuague con agua templada y después con agua fría. A continuación aplique un tónico.

---

14. PIEL MIXTA

La piel de las mejillas es normal, aunque también puede tener tendencia a la sequedad, mientras que en la zona T aparecen grandes poros e, incluso, granos y pústulas.

PRODUCTOS PARA EL CUIDADO DE PIELES MIXTAS

Loción desmaquilladora para los ojos (sin aceites). Leche limpiadora para pieles normales o secas. Crema limpiadora. Loción para cutis graso. Crema o gel contorno de ojos. Loción ocular. Crema de día y de noche para pieles mixtas. Suero hidratante. Peeling. Máscara facial (base de crema o gel).

CUIDADOS POR LA NOCHE

Después de desmaquillar, vierta un poco de leche limpiadora para pieles normales o secas sobre las manos y extiéndala por el rostro y el cuello. Retire con una esponjita humedecida en agua caliente. Presione el paño sobre el rostro durante unos 10 segundos. Para limpiar en profundidad, vierta de nuevo crema limpiadora para pieles normales o secas y extiéndala. Efectúe un masaje sobre la zona T con un cepillo facial. Aplique cada dos días una crema limpiadora exclusiva para la zona T. Cuando esta zona mejore, sólo será necesario que utilice el cepillo facial y la crema específica semanalmente.

Empape un algodón con loción facial para pieles grasas (sin alcohol) y extienda por el cutis.

Para nutrir la piel, extienda un poco de crema de ojos en su contorno y complete el tratamiento con una crema de noche. Antes de hacerlo puede humedecerse el cutis con un suero hidratante.

CUIDADOS POR LA MAÑANA

Limpie su cutis con agua caliente. Impregne una borla de algodón de loción facial y aplíquela con toques suaves en las mejillas y la zona T. Utilice una crema de día para pieles mixtas para proteger su piel.

PEELING Y MÁSCARA FACIAL

Aplique un peeling por la noche cada tres o cuatro semanas, después de la limpieza. Extienda el peeling por todo el rostro (excepto la zona de alrededor de los ojos) y deje que actúe de 5 a 15 minutos. Retire con una crema de efecto hidratante y limpie bien con un paño mojado.

Después del peeling, aplíquese una máscara facial de efecto regenerador y relajante, y limpie su cutis con leche limpiadora. Use esta máscarilla dos veces por semana.

MÁSCARA DE CALÉNDULA

- ♦ 7 g de cera de abeja.
- ♦ 5 g de manteca de cacao.
- ♦ 10 g de lanolina.
- ♦ 25 g de aceite de caléndula.
- ♦ 30 g de infusión de flor de caléndula.

Disuelva al baño María la cera de abeja, la manteca de cacao y la lanolina hasta que la mezcla adquiera una textura vidriosa. Incorpore el aceite de flor de caléndula y caliéntelo todo ligeramente. Caliente la infusión de flor de caléndula en un cazo aparte. Retire la mezcla anterior del baño María e incorpórela lentamente al agua de la infusión.

15. PIEL ENVEJECIDA

La epidermis o capa superior de la piel se ve alterada y se vuelve más seca, quebradiza y rugosa. El cutis presenta arrugas y tiene una apariencia apagada.

PRODUCTOS PARA EL CUIDADO DE PIELES ENVEJECIDAS

Loción desmaquilladora para los ojos (sin aceites). Leche limpiadora para pieles normales o secas. Tónico facial para pieles normales o secas. Suero oleaginoso. Crema contorno de ojos. Loción ocular. Crema de día (hidratante) ligeramente grasa. Crema de noche (regeneradora) para pieles envejecidas. Suero hidratante. Peeling. Concentrado reconstituyente (ampollas) para ocasiones especiales. Máscara facial (gel) o mascarilla (crema).

CUIDADOS POR LA NOCHE

Después de desmaquillar el rostro, empiece con la limpieza: vierta un poco de leche limpiadora para pieles secas o normales sobre las manos húmedas y extiéndala sobre el cutis, el escote y el cuello. Retire con una esponjita humedecida en agua caliente. Vierta unas gotas de tónico facial para pieles normales o secas sobre un algodón y repártalo sobre el cutis.

Cubra el rostro con un suero oleaginoso. Aplique en el contorno de ojos una crema específica y nutra su piel con una crema de noche (regeneradora) para pieles envejecidas.

CUIDADOS POR LA MAÑANA

Utilice leche limpiadora por la mañana. Limpie su cutis como lo hace cada noche. Impregne un algodón con un tónico facial y extiéndalo efectuando ligeros toques sobre el cutis. Utilice un suero oleaginoso y la crema de contorno de ojos. Para proteger la piel use una crema hidratante grasa.

PEELING Y MASCARILLA

Para eliminar la capa de celulas muertas que amenaza con formar escamas, hágase un peeling por la noche cada 2 o 4 semanas con una crema exfoliante rica en sustancias grasas.

Dos veces por semana aplique una máscara facial durante unos 20 minutos. Si utiliza una máscara facial con base de gel puede incluir el contorno de ojos, y si prefiere una máscara facial con base de crema, evite esta zona. Complete el tratamiento con crema hidratante.

En otoño o en invierno, obsequie a su piel con ampollas hidratantes regeneradoras o de vitaminas que la ayudarán a recuperar las importantes sustancias vitales perdidas durante el verano. Aplíquelas después de la limpieza de cada noche y del tónico facial.

MASCARILLA DE ÁLOE VERA

♦ 8 g de cera de abeja.

♦ 5 g de manteca de cacao.

♦ 10 g de lanolina.

♦ 35 g de aceite de áloe vera.

♦ 30 g de agua destilada.

Disuelva al baño María la cera de abeja, la manteca de cacao y la lanolina hasta que la mezcla adquiera una textura vidriosa. Agregue el aceite de áloe y caliéntelo todo ligeramente. Caliente el agua destilada en un cazo aparte. Retire el preparado anterior e incorpórelo lentamente al agua destilada con una batidora.

16. PIEL SENSIBLE

No es propia de ninguna edad en concreto. El aspecto del cutis es muy fino, casi traslúcido. La piel es propensa al afloramiento de venitas en los pómulos y reacciona rápidamente a determinados agentes con enrojecimiento, hinchazón, picor o escozor.

Este tipo de piel precisa un cuidado bastante exhaustivo. Hay que tener en cuenta que es más propensa a reaccionar ante los cosméticos y que conviene protegerla bien contra el frío y el viento.

PRODUCTOS PARA EL CUIDADO DE PIELES SENSIBLES

Loción desmaquilladora para los ojos (sin aceites). Leche limpiadora para pieles sensibles o secas. Loción facial para pieles sensibles o secas (sin alcohol). Productos especiales contra las raicillas venosas. Crema contorno de ojos. Loción refrescante para los ojos. Crema de día para pieles sensibles. Crema de noche con sustancias grasas para pieles sensibles o secas. Suero oleaginoso. Peeling (suave, engrasante, no de grano grueso). Mascarilla (crema) y mascarilla hidratante y regeneradora.

CUIDADOS POR LA NOCHE

Después de desmaquillar el rostro, vierta un poco de leche limpiadora para pieles sensibles o secas sobre las manos húmedas y extiéndala sobre el cutis, el escote y el cuello. Retírela con una esponjita humedecida en agua caliente. Vierta unas gotas de tónico facial para pieles sensibles o secas sobre un algodón y repártalo sobre el cutis.

Aplique un producto especial contra las raicillas venosas como crema de salvia o ampollas de grosella negra (de venta en farmacias). Aplique en el contorno de ojos una crema específica y nutra su piel con una crema de noche con sustancias grasas para pieles sensible o secas.

CUIDADOS POR LA MAÑANA

Utilice leche limpiadora por la mañana. Limpie su cutis como lo hace cada noche. Use agua templada para que su piel no reaccione negativamente. Impregne un algodón con un tónico facial y extiéndalo efectuando ligeros toques sobre el cutis. Utilice un suero oleaginoso, el producto especial contra las raicillas venosas y la crema de contorno de ojos. Para proteger la piel, use una crema de día para pieles sensibles.

PEELING Y MASCARILLA

Para eliminar la capa de celulas muertas que amenaza con formar escamas, hágase un peeling suave y engrasante cada 6 u 8 semanas. Complete el tratamiento con una mascarilla de crema regeneradora y relajante. Lávese con un paño limpio al cabo de 20 minutos.

Además, para obtener un óptimo resultado, dos o tres veces por semana aplique una mascarilla regeneradora e hidratante durante unos 20 minutos.

MASCARILLA DE CORAZONCILLO

- ♦ 10 g de lanolina.
- ♦ 5 g de cera de abeja.
- ♦ 4 g de manteca de cacao.
- ♦ 20 g de aceite de áloe vera.
- ♦ 15 g de aceite de corazoncillo.
- ♦ 15 g de agua de rosas.
- ♦ 10 g de extracto de genciana.
- ♦ 15 g de hinojo.

Disuelva al baño María la cera de abeja, la manteca de cacao y la lanolina hasta que la mezcla adquiera una textura vidriosa. Añada los aceites de áloe y de corazoncillo y caliente un poco al baño María. Caliente el agua de rosas, el extracto de genciana y el hinojo en un cazo aparte. Retire la mezcla anterior y agréguele este último preparado sin dejar de batir.

17. CÓMO CONSEGUIR UNA PIEL SANA

Es importante proporcionar a la piel todos los nutrientes y la hidratación que necesita tanto exteriormente, con los productos más adecuados a cada tipo, como interiormente, bebiendo al menos dos litros de agua al día y comiendo abundantes frutas y verduras.

Asimismo, es indispensable proteger el cutis contra las influencias del medio ambiente.

PROTECCIÓN CONTRA EL MEDIO AMBIENTE

A diferencia de la piel del resto del cuerpo, que casi siempre está protegida por ropa, el cutis tiene que enfrentarse al viento, al frío o al sol. Proteger bien la piel del rostro equivale a prevenir el envejecimiento prematuro y la degeneración de las células cutáneas.

Es imprescindible untar bien el cutis de crema cada mañana. Si el día se presenta ventoso o es verano, utilice algo más de crema que de costumbre, sobre todo en la nariz y en las mejillas.

En verano, use siempre durante el día crema solar con factor de protección, tanto en la cara como en las manos. Prevendrá de este modo la aparicición de las típicas manchas de la edad y el enveje-cimiento prematuro de la piel.

Después de permanecer largo tiempo al aire libre, aplíquese una mascarilla rehidratante y una regeneradora y, sobre todo, no recurra a un peeling, pues castigaría su cutis innecesariamente.

LA ALIMENTACIÓN

Las pieles normales no suelen plantear problemas, acaso algún gra-nito o algún barrillo cuando se aproxima la menstruación, que desa-parece por sí solo sin necesidad de ningún tratamiento.

Para aquellas cuyo cutis tiende a presentar puntos negros, grani-tos e infecciones, es importante seguir las siguientes normas: no comer chocolate ni ningún tipo de dulces, bollos, azúcar o alimentos o bebidas que lo contengan. Consumir preferentemente productos integrales y prescindir de alimentos que contengan harina refinada.

Evite los alimentos grasos y procure incluir en su alimentación productos ricos en fibra. Haga ejercicio corporal para que la diges-tión se realice de forma regular.

VITAMINAS PARA LA PIEL

La vitamina A proporciona una piel bella y suave, cabellos sanos y uñas fuertes, y está presente en espinacas, zanahorias, tomates, pimientos, berros y nísperos.

La vitamina B está implicada en el control de las secreciones cutáneas y es, por tanto, vital para tener una piel y cabellos saluda-bles. Además, estas vitaminas le ayudan a contrarrestar la tensión, responsable, en gran medida, de que el aspecto físico no sea todo lo atractivo que podría. Su principal fuente es la levadura de cerveza, que contiene muchas otras vitaminas y aminoácidos necesarios para nuestro organismo, y que se puede tomar en forma de tabletas o añadir en polvo a los zumos o a sla leche.

La vitamina C purifica y revitaliza la sangre. Es esencial para que la piel esté sana y presente un aspecto luminoso y lleno de vida. Se encuentra principalmente en los cítricos, el kiwi, los tomates y las fresas.

La vitamina H proporciona protección para la piel y las mucosas contra la seborrea, y está presente en las espinacas, setas, guisantes y col.

MASCARILLA PARA DESCONGESTIONAR

Mezcle yogur y nata fresca a partes iguales. Aplique en la cara y deje actuar durante 15 minutos. Recuéstese y aproveche para ponerse en los ojos dos algodones rociados con loción ocular. Retire suavemente la mascarilla con un paño humedecido en agua caliente. Lave con abundante agua fría.

---

18. LIMPIEZA DEL CUTIS

Hay infinidad de formas de limpiar el cutis, desde recurrir al agua y jabón de toda la vida (teniendo cuidado de elegir un jabón neutro y suave que no reseque la piel) a utilizar leches, cremas y lociones que ofrecen la ventaja de estar pensadas especialmente para este fin.

El jabón puede ser un buen aliado de las pieles grasas, aunque se debe vigilar el efecto porque algunas pieles pierden demasiados aceites y se vuelven resecas, marchitas y envejecidas. No conviene usarlo en pieles secas ni sensibles. Sea cual sea el método escogido, es importante que se adecúe al tipo de piel.

Para las pieles secas se puede usar un aceite limpiador.

DESMAQUILLE SU ROSTRO

Cada noche, sin excepción posible, es necesario desmaquillar el rostro y proceder a su limpieza aunque no se use maquillaje. Al estar siempre en primera fila, la piel del cutis acumula durante el día restos de suciedad e impurezas que hay que limpiar para ayudarla a oxigenarse y regenerarse durante el sueño.

Use después un tónico específico que distribuirá sobre la piel dando pequeños golpecitos y, por último, una crema hidratante o una crema nutritiva que puede extender dando un masaje.

Una piel con restos de maquillaje o de suciedad (contaminación, humo, polvo...) no respira bien y, por tanto, se marchita más rápidamente.

MASAJE FACIAL

Aproveche el momento de extender la crema hidratante para proporcionar a su piel un agradable masaje que, además de conseguir una mejor penetración del producto, relajará su rostro y dará un nuevo vigor a su piel.

Sea suave, no estire ni maltrate la piel porque los movimientos fuertes pueden aumentar las arrugas. Los movimientos deben ser, básicamente, hacia arriba y hacia fuera.

Aplique una ración generosa de crema en la base del cuello y extiéndala, desde la clavícula hasta la mandíbula, con los dedos corazón y anular. Realice movimientos suaves de rotación con la yema de los dedos.

Con los dedos índice y corazón de cada mano, aplique suavemente la crema hacia arriba, desde la barbilla hasta los pómulos. Masajee suavemente sus mejillas.

Es el momento de ocuparse de la frente. Empiece por el puente de la nariz, entre las cejas, y efectúe movimientos hacia arriba, en dirección a la línea del cabello, de forma que una mano siga a la otra. Partiendo del centro de la frente, estire suavemente ahora hacia las sienes y termine en esta zona con un suave masaje en forma de círculos. Masajear así esta zona tiene un efecto calmante y relajante.

Rodee suavemente los ojos tres veces, sin tocar la zona del contorno, y pase suavemente una mano por la nariz hacia abajo.

Masajee en pequeños círculos e insista en las hendiduras alrededor de la nariz.

Para los ojos, aplique un poco de crema de contorno de ojos y con los dedos índices frótelos suavemente en forma de círculo. Extienda suavemente con las yemas de los dedos bajo los ojos, en dirección hacia el extremo interior, y sobre el párpado en dirección al extremo exterior.

Si amanece con los ojos hinchados o congestionados, cambie de crema de contorno de ojos. Si se repite, use un gel.

19. ACNÉ, GRANOS E IMPUREZAS

Uno de los problemas cutáneos más frecuentes es el acné, sobre todo en la adolescencia. En muchos casos desaparece después de esta etapa, pero en otros puede persistir. El acné suele manifestarse en la adolescencia como resultado del incremento de la producción de hormonas, que estimulan las glándulas sebáceas y provocan la obstrucción de los poros.

CÓMO LIBRARSE DEL ACNÉ

Ante todo, la piel debe estar escrupulosamente limpia. Límpiela dos o tres veces al día con un producto especial, seguido de un jabón medicado, o puro si su piel es también muy grasienta. Tras la limpieza aplique un astringente. Toque la zona infectada lo menos posible y no exprima los granitos. Asegúrese de que sus manos están limpias.

Elimine de su dieta el café, el chocolate, los dulces y la bollería, productos fritos o refinados, alimentos feculosos, los quesos fuertes y las carnes grasientas. Tome abundantes verduras y frutas, y dos cucharadas soperas de gránulos de lecitina de soja diluidos en zumo o en leche.

LIMPIADOR DE LIMÓN

- ♦ Zumo de limón.
- ♦ Agua de rosas o de azahar.

Mezcle a partes iguales el zumo de limón y el agua de rosas o azahar. Este preparado es antiséptico y contribuye a restaurar el equilibrio ácido de la piel y, además, previene la aparición de espinillas y granitos.

LOCIÓN PARA LA PIEL MUY GRASIENTA Y CON ACNÉ

- ♦ Una cucharadita de bicarbonato sódico diluido en un cuarto de litro de agua destilada.
- ♦ El jugo de un limón y su piel.
- ♦ 2 g de alcohol cetílico rallado.

Mezcle todos los ingredientes y guárdelo en una botella tapada dentro de la nevera. Agite esta loción limpiadora antes de usarla. Aplique cada noche en la zona afectada y deje que se seque por sí sola.

MASCARILLA CONTRA EL ACNÉ

- ♦ Una taza de jugo de tomate, fresa, uva, pepino o zanahoria.
- ♦ Media taza de serrín de cáscara de almendras.
- ♦ 2 cucharadas soperas de sílice.
- ♦ 2 cucharadas soperas de aceite de girasol o de lecitina de soja.

Mezcle todo hasta formar una pasta bastante espesa. Aplique y deje actuar durante 20 minutos. Lávese el rostro con agua destilada tibia. Termine con un chorro de agua fría. Esta mascarilla está especialmente indicada en acnés severos.

CÓMO LIBRARSE DE LOS GRANOS E IMPUREZAS

Hay que cuidar la alimentación y prestar atención a algunos malos hábitos que pueden provocarlos: el uso de un aerosol para el pelo puede hacer surgir granos en la frente; los granos en la mandíbula inferior pueden deberse al tacto constante de las manos, y los granos persistentes, a una infección de las encías... Si los granos no son de origen herpético, se pueden eliminar humedeciendo las partes afectadas con agua caliente a la que se le habrá añadido sal común.

TÓNICO DE MANZANA

- ♦ 1 cucharadita de vinagre de sidra.
- ♦ 2 cucharadas de agua destilada.

Mézclelo y ya está listo para usar. Este tónico ayuda a restaurar el equilibrio ácido de la piel.

20. MANCHAS DE LA EDAD Y ARRUGAS

Para eliminar las manchas marrones, similares a las pecas pero más grandes y de contornos menos definidos, que aparecen en la piel madura, frote la piel con aceite de ricino o de eucalipto por la mañana y por la noche.

Desde luego, el mejor remedio es la prevención; si se acostumbra a usar una crema solar con factor de protección en manos, cara y cuello cada día desde bien joven, evitará la aparición de estas antiestéticas manchas.

PREVENIR LAS ARRUGAS

En ocasiones, los rostros se arrugan prematuramente. Las arrugas se deben tanto a la edad como a no haber protegido la cara convenientemente o, en otros casos, son puramente gestuales: fruncir los labios, arrugar el ceño...

Las arrugas forman parte de un proceso natural y no se pueden eliminar, pero sí se pueden atenuar y retrasar su aparición.

MASCARILLA DE CENTENO Y MIEL

- ◆ 1 cucharada de harina de centeno.
- ◆ 1 cucharada de miel.
- ◆ 1 yema de huevo.

Mezcle bien todos los ingredientes hasta que formen una pasta suave. Para el cutis seco añada una chcharadita de aceite de oliva y para el cutis graso sustituya la yema de huevo por el zumo de medio limón. Aplique sobre el rostro y retire con agua fría tras 25 minutos.

CREMA LIMPIADORA DE MAYONESA

- ◆ 1 yema de huevo.
- ◆ 1 cucharada de vinagre de sidra.
- ◆ 1/2 cucharadita de azúcar.
- ◆ 8 cucharadas de aceite de oliva.

En un mortero, revuelva la yema de huevo, el vinagre y el azúcar de modo que se mezclen bien. Añada el aceite poco a poco para ir formando la mayonesa. Remueva con la mano de mortero hasta que la mezcla engorde y se convierta en una crema homogénea y amarilla. Envásela y etiquétela. Aplíquela sobre el rostro durante 20 minutos y retire con la ayuda de un paño humedecido en agua tibia. Lávese la cara en profundidad y complemente el tratamiento con aceite nutritivo de albaricoque. Esta crema limpiadora está especialmente indicada para tratamientos intensivos.

ACEITE NUTRITIVO DE ALBARICOQUE

- ♦ 1 cucharada de lanolina.
- ♦ 2 cucharadas de aceite de albaricoque.
- ♦ 1 cucharada de aceite de almendras.
- ♦ 1 cucharada de aceite de sésamo.
- ♦ 1 cucharada de aceite de oliva.
- ♦ 1 cucharada de aceite de germen de trigo.
- ♦ 4 cucharaditas de zumo de limón.

Caliente suavemente la lanolina y los aceites al baño María. Cuando la mezcla esté bastante líquida, añada el zumo de limón. Retire del calor y remuévala continuamente hasta que se enfríe. Impregne la cara y el cuello con abundante aceite y deje actuar durante dos horas.

21. BRILLO EN LA NARIZ, PECAS, POROS GRANDES Y VENILLAS

Son pequeños problemas que, sin embargo, pueden convertirse en una montaña. Si quiere obtener resultados, la única solución es seguir los tratamientos diariamente durante un mes como mínimo.

CÓMO ELIMINAR LOS BRILLOS

Si su problema es que sufre de esos antiestéticos brillos en la nariz, primero debe lavar el cutis con agua caliente y después con agua fría. A continuación aplíquese sobre la nariz la siguiente loción y deje que se seque.

LOCIÓN DE ROSAS

- ♦ 2 partes de agua de rosas.
- ♦ 1 parte de agua de colonia.

Para preparar esta loción, mezcle los dos ingredientes y a continuación agite bien.

CÓMO ATENUAR LAS PECAS

Nuestras abuelas luchaban denodadamente contra ellas porque una piel blanca era sinónimo de belleza. Sin embargo, hoy en día resultan atractivas y pícaras.

Si a pesar de esta consideración, está harta de sufrirlas en su propia piel, no olvide que el sol las acentúa y aplique diariamente este producto sólo en las pecas.

CREMA DECOLORANTE PARA PECAS

♦ 1/2 cucharadita de raíz de rábano picante recién rallado.
♦ 50 ml de crema de leche.
♦ 2 cucharaditas de zumo de limón.

Mezcle bien los tres ingredientes y aplique en las manchitas que quiere hacer desaparecer con un palito de naranjo.

CÓMO ELIMINAR LOS POROS GRANDES

Suelen asociarse con las pieles grasas aunque en determinados casos también afectan a las pieles secas. Es importante corregir este problema ya que puede dar lugar a obstrucciones al aplicar los productos de belleza y fomentar la aparición de granos e infecciones.

Si el problema se localiza en la nariz o el mentón o en otras zonas en particular, aplique una pequeña cantidad de vodka puro para tensar los poros grandes. También puede usar una rodaja de limón que pasará cuidadosamente por toda la cara. Además de tener un efecto desinfectante, el limón también disimula las pecas:

ASTRINGENTE DE PEPINO

- ♦ 38 ml de jugo de pepino.
- ♦ 13 ml de tintura simple de benjuí.
- ♦ 25 ml de agua de colonia.
- ♦ 125 ml de agua de flores de saúco.

Mezcle el jugo de pepino, la colonia y el agua de flores de saúco y póngalo en un frasco. Añada la tintura de benjuí y agite todo ligeramente.

CÓMO PALIAR LAS VENILLAS DE LA CARA

Para atenuar esas venillas rotas que aparecen en las mejillas o en la nariz se puede actuar desde dentro del cuerpo, tomando alimentos ricos en vitamina C como cítricos y kiwi, y desde la misma piel, con una mascarilla.

MASCARILLA DE LEVADURA Y GERMEN DE TRIGO

- ♦ 1 cucharadita de huevo.
- ♦ 1 cucharadita de levadura de cerveza seca.
- ♦ 1 cucharadita de germen de trigo.
- ♦ 1 cucharadita de aceite de germen de trigo.

Mezcle bien los cuatro ingredientes y aplique la crema con suavidad. Deje que actúe durante 15 minutos. Aclare con agua tibia y extienda una ligera capa de aceite de germen de trigo.

22. TRATAMIENTO DEL VELLO

Son sobradamente conocidos por todas las mujeres los muchos productos existentes en el mercado para eliminar el vello o disimularlo: cremas, geles, lociones o espumas depilatorias, papeles de cera fría, cera caliente, cremas decolorantes, depilación eléctrica...

Evidentemente, no podemos hablar de depilatorios naturales cuando la depilación en sí ya tiene muy poco de natural y es un tratamiento francamente agresivo, pero sí podemos hacerlo más agradable para la piel e intentar obtener buenos resultados sin castigarla innecesariamente.

DEBILITAR EL VELLO

Por lo pronto, si el vello de las piernas no es demasiado fuerte, se puede debilitar mediante una ligera fricción diaria con piedra pómez al salir de la ducha. Hágalo muy suavemente e hidrate su piel después.

También da buenos resultados aplicar durante seis semanas una solución concentrada de hojas de abedul.

ATENCIÓN A LAS PIELES SENSIBLES

Las mujeres con pieles sensibles pueden tener graves problemas al depilarse como eccemas, quistes, foliculitis o pelos curvados.

La única solución es espaciar al máximo las depilaciones y eliminarlas durante el invierno. Es importante tener en cuenta que las cuchillas de afeitar son el sistema que menos agrede la piel.

No se depile nunca cuando la piel está enrojecida por el sol o irritada por cualquier otro agente. Hidrate siempre la piel después de la operación, aunque en el caso de la cera es conveniente esperar 15 minutos.

CREMA DEPILATORIA

♦ Zumo de tártago (hierba topera).
♦ Miel.

Mezcle el zumo de tártago con la miel con el fin de conseguir una crema. Aplique en la zona a depilar hasta que compruebe, en una pequeña porción de piel, que el vello ha desaparecido. No la aplique cerca de los ojos o sobre la piel irritada.

CREMA DE AFEITAR DE PEPINO

♦ 175 g de aceite de coco.
♦ 50 ml de hammamelis.
♦ 6 cucharadas de aceite de almendras.
♦ 1 cucharada de jugo de pepino.
♦ 4 gotas de aceite esencial de sándalo.
♦ 4 gotas de aceite esencial de lavanda.

Esta crema es excelente para suavizar el vello de las piernas y las axilas y, también, para hombres con una barba crecida. Suaviza la piel y la hidrata.

Funda el aceite de coco en un cazo a fuego lento. Retire del fuego y mezcle con el hammamelis y el aceite de almendras. Pele medio pepino y páselo por la licuadora. Cuele el líquido. Añada el jugo y los aceites esenciales a la mezcla. Remueva con cuidado y vierta en un tarro con tapa de rosca.

CREMA SUAVIZANTE

- ♦ 50 g de manteca de cacao.
- ♦ 3 cucharadas de leche de almendras.
- ♦ 25 g de vaselina.
- ♦ Alcohol etílico.

Funda al baño María la manteca de cacao, añada vaselina, unas gotas de alcohol etílico y la leche de almendras, removiendo bien hasta que todo esté bien disuelto. Aplique la pasta y deje actuar durante unos 15 minutos. Espolvoree la zona afectada con talco.

23. TRATAMIENTO DE LAS ESTRÍAS

Esas estrías que afean glúteos, muslos, caderas, vientre, pechos u otras zonas del cuerpo, no son más que una ruptura de las fibras elásticas producida por la distensión de la piel.

CAUSAS

Las estrías se producen por un estiramiento de la piel debido a un embarazo, crecimiento rápido, cambios bruscos del volumen corporal o por estreñimiento.

CÓMO PREVENIRLAS

Es conveniente mantener una buena forma física ya que, de lo contrario, la piel se sensibiliza y se hace más fácil la rotura del tejido conjuntivo.

Asimismo, es importante controlar que no haya ningún desequilibrio hormonal o nervioso. En este último caso, se altera la respiración y el oxígeno no se aprovecha bien, por lo que la piel se altera.

Mantenga la piel hidratada, sobre todo en el caso de las mujeres embarazadas. A partir del cuarto mes de gestación, realice un suave masaje en el abdomen, de abajo arriba, empleando cremas hidratantes y nutritivas.

Cómo combatirlas

El ejercicio, que reafirma la piel, contribuye a paliar las estrías. Asimismo, da muy buenos resultados reactivar los tejidos dañados por medio de un masaje.

Para ello, pellizque entre el pulgar y el índice el fondo de las estrías, realizando un movimiento de rodillo con los dedos unas diez veces seguidas. Repita cada dos días. Aproveche este masaje para aplicar algunas de las siguientes cremas o lociones antiestrías.

CREMA NUTRITIVA ANTIESTRÍAS

- ♦ 1/2 litro de agua hervida.
- ♦ 125 ml de alcohol de 90º.
- ♦ 2 cucharadas de cola de caballo.
- ♦ 2 cucharaditas de fucus (alga).
- ♦ 12 gotas de zumo de limón.
- ♦ 1 cucharada de yogur.

Macere los ingrediente (excepto el yogur) en el alcohol durante 25 días a unos 18 ºC. Fíltrelo y agregue dos gotas al yogur. Aplíquelo masajeando suavemente, y deje actuar durante 10 minutos.

LOCIÓN ANTIESTRÍAS

- ♦ 150 g de cola de caballo.
- ♦ 25 g de rosas.
- ♦ 10 g de laminaria.
- ♦ 1 g de saponaria.
- ♦ 1 g de hamamelis.
- ♦ 10 gotas de zumo de limón.
- ♦ 1,5 litros de alcohol de 40º.

Ponga a macerar todos los ingredientes en el alcohol durante 28 días. Fíltrelo y diluya a partes iguales con agua. Aplique en forma de masajes dos veces al día.

LOCIÓN PARA TEJIDOS CON CICATRICES

- ♦ 1 cucharada de aceite de escaramujo.
- ♦ 1 cucharada de aceite de germen de trigo.
- ♦ 3 gotas de aceite esencial de sándalo.

Introduzca los ingredientes en una botellita y agite bien. Frote en la zona afectada dos veces al día. Esta loción es válida tanto para las heridas quirúrgicas, una vez se han quitado los puntos, como para cicatrices de todo tipo y estrías.

24. TRATAMIENTO DE LA CELULITIS

Es un problema que afecta a todas las mujeres, delgadas o rellenitas, y que debe tratarse desde un principio. No es lo mismo desterrar una celulitis incipiente que luchar contra una piel que, además del aspecto de piel de naranja, presenta evidentes signos de flacidez y tumefacción. La celulitis afecta principalmente a muslos, cara externa de los brazos, caderas, abdomen, rodillas y tobillos.

Para saber si sufre celulitis, presione suavemente la zona con los dedos índice y pulgar de cada mano, como si quisiera juntar ambas manos. Si aparecen unos pequeños nódulos, la respuesta es afirmativa.

LA LUCHA DESDE DENTRO

El alcohol, el café y el tabaco son sustancias que agravan la celulitis. Evite pasar demasiadas horas de pie o sentada, y ande todo lo que pueda. La vida sedentaria también favorece la celulitis.

Le recomendamos que practique algún deporte y coma equilibradamente. Evite la sal, las carnes grasas, el chocolate y las especias. Beba abundante agua, pero siempre fuera de las comidas.

Si la celulitis ya está instalada, prepare infusiones diuréticas con alguna de las siguientes plantas: diente de león, alfalfa, perejil, apio, tomillo o espárragos.

TRATAMIENTO CURATIVO

Lo más importante es estimular la circulación. Recurra a un masaje en seco con un guante de crin o al efecto del agua a presión (termine siempre de ducharse con agua fría) o de las olas del mar.

Resultan muy efectivos los masajes, suaves pero firmes, y siempre en forma ascendente, sobre todo si se acompañan de algún preparado anticelulítico.

COMPRESAS DE HIEDRA Y ALGAS

- ◆ 1 taza de hojas de hiedra fresca.
- ◆ 1 taza de fucus (alga).
- ◆ 1 litro de agua hirviendo.

Vierta el agua hirviendo sobre la hiedra y las algas y deje reposar durante dos horas. Vuelva a calentar, triture, reservando parte del líquido. Aplique en forma de compresas. Mantenga durante media hora y enjuague con el líquido restante.

INFUSIÓN DE CONOS DE LÚPULO

- ◆ 1 cucharada de conos de lúpulo.
- ◆ 1 cucharadita de menta.
- ◆ 1 taza de agua hirviendo.

Prepare una infusión con los ingredientes indicados. Fíltrela y bébala tibia dos veces al día, fuera de las comidas. Resulta indicada para complementar una alimentación contra la celulitis.

ACEITE DE COCO Y LIMÓN PARA MASAJES

- ♦ 6 cucharadas de aceite de coco.
- ♦ 2 cucharadas de aceite de limón.
- ♦ 1 cucharada de zumo de pomelo.

Mezcle bien todos los ingredientes y aplique en forma de masaje por lo menos una vez al día.

PRODUCTOS COSMÉTICOS

25. AGUAS DE COLONIA

El mundo de las colonias y de las aguas perfumadas es uno de los más atractivos. Las recetas que siguen son mucho más personales y económicas que la mayoría de las comerciales. Con un poco de práctica, usted misma podrá elaborar sus propias creaciones combinando diferentes aceites aromáticos, o bien, usando directamente las flores y plantas.

CÓMO EXTRAER PERFUMES SIN DESTILACIÓN

Separe los pétalos de las flores y espolvoréelos con sal fina. En un frasco de cristal de boca ancha coloque, alternativamente, una capa de algodón hidrófilo empapado de aceite de oliva y una capa de pétalos hasta llenar el frasco. Tape el recipiente con una piel de pergamino atada y exponga al sol. Si el calor es fuerte, al cabo de 15 días se habrá depositado en el fondo del frasco el aceite oloroso.

Úselo para aromatizar sus productos de belleza o para preparar aguas de colonia.

AGUA DE COLONIA FRESCA

- ♦ 1 litro de alcohol de 36º.
- ♦ 85 g de espíritu de romero.
- ♦ 6 g de esencia de limón.
- ♦ 4 g de esencia de bergamota.
- ♦ 3 g. de esencia de cedro.

Disuelva las esencias en el alcohol y agite bien la mezcla.

COLONIA DE NARANJA

- ♦ 1/4 de litro de alcohol.
- ♦ 1,5 cucharaditas de aceite de bergamota.
- ♦ 1/2 cucharadita de aceite de benjuí.
- ♦ 5 cucharaditas de aceite de naranja.
- ♦ 3/4 de cucharadita de aceite de limón.
- ♦ 15 gotas de aceite de geranio rosa.

Coloque todos los ingredientes anteriores en un frasco hermético y guárdelo durante 6 meses en un lugar fresco y oscuro. Agite su contenido todos los días. Cuele la colonia y después envásela. Deje que repose varios meses más antes de usarla.

AGUA VERDE

- ♦ 200 ml de alcohol.
- ♦ 1 cucharadita de esencia de limón.
- ♦ 100 ml de infusión fuerte de romero fresco.

Mezcle bien todos los ingredientes y deje reposar al menos durante una semana. Fíltrelo y enváselo.

AGUA DE COLONIA FLORAL

- ◆ 1/2 taza de alcohol puro.
- ◆ 4 cucharadas de pétalos de rosa frescos.
- ◆ 2 cucharadas de piel de limón rallada.
- ◆ 1 cucharada de albahaca fresca.
- ◆ 1 cucharada de menta fresca.
- ◆ 1/4 de litro de agua hirviendo.

Deje macerar los pétalos de rosa en el alcohol durante una semana. Triture las hojas de albahaca y de menta y mezcle con las pieles ralladas y prepare una infusión. Una vez fría, cuele y agregue el alcohol también filtrado.

AGUA DE LAVANDA

- ◆ 1 cucharada de aceite de lavanda.
- ◆ 6 cucharadas de agua de rosas.
- ◆ 1/4 de litro de alcohol.

Ponga el aceite de lavanda y el agua de rosas en el alcohol. Agite bien la mezcla y envásela. Guarde en un lugar fresco y oscuro y agítela todos los días. Al cabo de un mes ya puede usarla, pero si la deja más tiempo el aroma será más intenso.

26. AGUAS DE COLONIA PARA HOMBRES

Tradicionalmente, la industria de la perfumería ha reservado para ellos los olores más secos y fuertes: maderas aromáticas, especias, hierbas de olores intensos..., mientras que para las mujeres ha reservado las flores. Las recetas que siguen están pensadas para halagar este gusto desarrollado a lo largo de los años. Sin embargo, a medida que avance en el campo de la perfumería puede probar sus propias combinaciones y añadir a los olores masculinos aromas que tradicionalmente han sido reservados a las mujeres.

AGUA DE NOGAL

- ♦ 4 cucharadas de hojas de nogal frescas.
- ♦ 1/2 taza de agua de rosas.

Caliente el agua de rosas y añada las hojas de nogal. Deje reposar durante tres horas y filtre.

COLONIA DE BERGAMOTA Y CLAVO

- ♦ 20 gotas de aceite de bergamota.
- ♦ 20 gotas de aceite de clavo.
- ♦ 1/2 litro de alcohol.

Haga una mezcla con los aceites y el alcohol, agítela bien y luego envásela. Guárdela en un lugar fresco y oscuro. Agite su contenido cada día. Al cabo de cuatro meses ya estará lista para usar, pero mejor si espera más tiempo, pues el producto alcanzará su madurez.

AGUA DE ESPECIAS

- ♦ 10 gotas de aceite de canela.
- ♦ 10 gotas de aceite de clavo.
- ♦ 1/4 de litro de alcohol.

Mezcle el alcohol con los aceites y agite bien. Envase y etiquete. Guarde el recipiente en un lugar fresco y oscuro y agítelo todos los días. Puede usar este preparado pasados cuatro meses.

AGUA DE ESPECIAS II

- ♦ 2 cucharadas de clavos molidos.
- ♦ 3 hojas de laurel.
- ♦ 2 tazas de agua de rosas.
- ♦ 2 tazas de vinagre de sidra.
- ♦ Agua destilada.

Ponga a hervir el agua de rosas con el laurel picado, los clavos y el vinagre. A medida que se evapora el agua, vaya añadiendo agua destilada hasta que recupere su volumen primitivo. Por último, deje enfriar y coloque en un frasco. Déjelo reposar durante algunas semanas y fíltrelo antes de usarlo.

AGUA FLORAL MASCULINA

- ◆ 1 litro de alcohol de 36°.
- ◆ 85 g de espíritu de romero.
- ◆ 6 g de esencia de limón.
- ◆ 4 g de esencia de bergamota.
- ◆ 3 g de esencia de cedro.

Disuelva en el alcohol todos los ingredientes. Puede usarla cuando lo desee.

COLONIA ECONÓMICA

- ◆ 400 g de puntas de romero en flor.
- ◆ 100 g de flores de espliego.
- ◆ 100 g de mejorana.
- ◆ 1/2 litro de alcohol.
- ◆ 1/2 litro de agua destilada.

Ponga a macerar las plantas en el alcohol durante 15 días. Pasado este tiempo, filtre y añada el agua destilada.

27. DESODORANTES

La alimentación influye decisivamente en el olor corporal. Así, las personas que consumen carne suelen tener un olor corporal más fuerte que las vegetarianas.

Un excelente desodorante natural es comer alimentos ricos en clorofila como el perejil, los nabos, la lechuga, la remolacha, los rábanos y los berros. La clorofila es bactericida y, por tanto, contribuye a mantener a raya las bacterias que causan el mal olor corporal. También puede ser útil llevar a cabo una jornada de desintoxicación a base de frutas frescas (fresas, kiwis, melocotones, albaricoques, uvas, naranjas, peras, manzanas...).

Otra buena idea es guardar el agua de hervir las verduras y beber un vaso. Resulta un depurativo muy eficaz.

Y si desea que su olor corporal sea realmente especial, coma durante un día alimentos que incorporen vainilla o, incluso, añada vainilla en polvo a la leche. El cuerpo se impregnará así de este olor.

DESODORANTE HERBAL

- ♦ 1 tacita de alguna de las siguientes hierbas: milenrama, romero, salvia, lavanda, menta o tomillo.
- ♦ 1 taza de vinagre de sidra.

Coloque la hierba en un tarro y cubra con el vinagre. Enrosque la tapa y deje macerar la mezcla en un lugar cálido durante 10 días. Antes de usar, diluya cada cucharadita de desodorante herbal en dos cucharadas de agua.

DESODORANTE EN BARRA

- ♦ 1,5 cucharadas de cera de abeja.
- ♦ 1 cucharada de aceite de coco.
- ♦ 1/2 cucharada de manteca de cacao.
- ♦ 1 cucharadita de tomillo.
- ♦ 1/2 cucharadita de aceite de romero.
- ♦ 1/2 cucharadita de aceite de lavanda.
- ♦ 3 gotas de aceite de ricino.

Funda la cera de abeja en un frasco de cristal puesto al baño María. Añada la manteca de cacao y, cuando se haya derretido, agregue los aceites removiendo bien. Vierta en un recipiente de plástico de desodorante y deje que se enfríe.

DESODORANTE DE ROMERO

- ♦ 4 cucharaditas de hojas de romero.
- ♦ 100 ml de agua hirviendo.
- ♦ 20 ml de alcohol etílico de 90°.

♦ 10 ml de agua de hamammelis.
♦ 5 ml de aceite de romero.

Coloque las hojas de romero en un tarro, cúbralas de agua hirviendo y deje reposar 8 minutos. Mida 70 ml de este preparado. Añada al alcohol y al agua de hamammelis una vez frío, removiendo. Agregue el aceite de romero sin dejar de remover durante unos minutos. Guarde en una botella que tenga pulverizador.

Este producto está especialmente indicado para los hombres.

DESODORANTE PARA LOS PIES

♦ 60 g de alcohol.
♦ 60 g de glicerina.
♦ 15 g de bórax.
♦ 15 g de ácido salicílico.
♦ 5 g de ácido bórico.

Lave los pies todos los días con agua fría mezclada con un 5% de glicerina. Frótelos posteriormente con una mezcla de todos los ingredientes anteriores.

28. BAÑOS Y BAÑOS SECOS

El 30 % de los desechos del organismo se elimina a través de la piel. Ésta es nuestra cara ante el mundo y la que nos protege de las agresiones del medio ambiente. Esta función suele castigarla y provocar asperezas, rugosidades, sequedades...

Los baños son grandes aliados para mantenerla suave y tersa y conseguir, según los ingredientes elegidos, estimularla, suavizarla, aromatizarla e, incluso, conseguir adelgazar o paliar las arrugas.

HIERBAS PARA CADA PIEL

Las pieles secas y sensibles encuentran mejoría con el brezo y la verbena; las pieles grasas se regulan con menta, y las pieles normales se suavizan con tilo y espliego.

CÓMO TOMAR UN BUEN BAÑO

En teoría, tomar un buen baño está al alcance de cualquiera. Sin embargo, debe escoger un día en que tenga tiempo y sepa que no va a ser molestada. Desconecte de todas las preocupaciones (y si puede ser el teléfono) y dedique este tiempo a su piel y a usted misma. Ponga una cucharada de los aceites o productos que haya elaborado previamente o haga una infusión concentrada de las hierbas escogidas. También puede ponerlas en una bolsita de gasa dentro de la bañera.

El agua del baño tiene que estar a una temperatura inicial de unos 37 °C, que se debe variar en función del efecto que se desee conseguir. No es conveniente alargarse más de un cuarto de hora, a menos que se indique lo contrario. Relájese y aproveche para descansar los ojos colocando sobre ellos dos algodones empapados en loción ocular.

BAÑOS SECOS

El baño seco consiste en cepillar todas las partes del cuerpo por debajo del cuello, exceptuando el pecho en el caso de las mujeres. Es mejor realizarlo por la mañana.

Provéase de un cepillo con mango o de una esponja natural y masejee su cuerpo. Frote más suavemente en las zonas más blandas del estómago y en los lados internos de brazos y piernas. La duración debe oscilar entre cinco y diez minutos.

Si lo realiza diariamente estimulará la circulación sanguínea y ayudará a la piel a liberarse de células muertas, impurezas, desechos y toxinas.

Después del masaje, aplique una capa de un aceite ligero. Deje actuar durante diez minutos y retire el sobrante frotando firmemente con una toalla. Tenga cuidado de no irritar la piel.

BAÑOS DE PIES

Un baño de pies es un tratamiento sencillo de llevar a cabo y que puede tener múltiples efectos beneficiosos sobre el organismo.

Para estimular la circulación sanguínea, alterne baños de pies con agua fría (1 minuto) y agua caliente (2 minutos). Este tratamiento ayuda a prevenir las venas varicosas en las piernas. Para conseguir, además de estimular la circulación, que los pies huelan bien, añada unas gotas de aceite de limón y de hierbabuena.

Para el alivio de la tos y los resfriados, añada al agua caliente 2 cucharaditas de mostaza inglesa. Sumerja los pies de 15 a 20 minutos. También sirve para prevenir los sabañones.

Para prevenir la gripe, añada al agua caliente 2 cucharaditas de raíz de jengibre recién rallada.

Para aliviar dolores de cabeza e insomnio, sumerja los pies en agua fría durante todo el tiempo que le sea posible.

29. BAÑOS AROMÁTICOS

Un baño, por sus mismas características, relaja y tonifica el cuerpo, además de tranquilizar la mente y poner punto y aparte a las jornadas más duras.

Un baño se puede aprovechar para impregnar el cuerpo de deliciosos olores que se convierten en un perfume natural. Para este fin son ideales las flores: rosa, lavanda, reina de los prados, azahar, jazmín, alhelí, muguete, geranio, clavel o madreselva.

AROMAS CON INTENCIÓN

Además de aromatizar la piel delicadamente, los siguientes aceites esenciales aportan algunos beneficios extras:

- ♦ El romero, el pino carrasco y la flor de heno activan la circulación.
- ♦ La menta desentumece los nudos musculares y refresca.
- ♦ El tomillo puede hacer frente a los primeros síntomas de un resfriado.

- La lavanda calma los nervios y tonifica.
- El eucalipto revitaliza.
- El limón es muy refrescante.
- La mandarina también es muy refrescante y, además, fortalece y tonifica.
- El incienso inspira y purifica.

BAÑO DE ACEITE DE JAZMÍN

- 400 cl de aceite de ricino no comestible.
- 1/4 de litro de alcohol.
- 3 o 4 cucharadas de aceite de jazmín.

Haga una mezcla con los ingredientes y envásela. Utilice una cucharada de este preparado para cada baño.

BAÑO VERDE

- 100 g de menta piperita.
- 100 g de hojas de romero.
- 100 g de tomillo.
- 100 g de hojas de salvia.
- 100 g de flor de manzanilla.
- 4 litros de agua hirviendo.

Prepare una infusión con las hierbas. Fíltrela y añada al agua del baño.

BAÑO REFRESCANTE DE NARANJAS

- 6 naranjas.

Es tan sencillo como incorporar el zumo de las naranjas recién exprimidas al agua caliente. Además de aromatizar el cuerpo, es excelente para refrescar las pieles, sobre todo para las más envejecidas.

AGUA DE ALBARICOQUE

- ♦ 1 litro de zumo de albaricoque.
- ♦ 1 litro de agua tibia.

Diluya el zumo de albaricoque en el agua tibia y agregue al agua del baño. El aroma que se impregna en la piel es delicioso.

BAÑO DE LIMONES

- ♦ 6 limones.

Corte en rodajas los limones con su piel y déjelos en remojo en agua fría durante unas horas. Exprima ligeramente las rodajas de limón, filtre el líquido con un colador y añada el extracto al agua del baño.

30. BAÑOS RELAJANTES

Un baño caliente es la mejor manera de relajarse para que acuda el sueño, o bien, de relajar el cuerpo para seguir adelante. Puede optar por preparar sus propios productos con antelación, con la ventaja de que siempre estarán a punto cuando los necesite, o preparar infusiones o bolsitas de hierbas.

Las hierbas con mayor efecto sedante son valeriana, melisa, mejorana, lavanda, lúpulo y pasionaria.

Si se decide por los aceites esenciales, tenga en cuenta que los más relajantes son lavanda, melisa, sándalo y bergamota.

VINAGRE DE BAÑO DE VALERIANA Y MANZANILLA

♦ 12 cucharadas de manzanilla.
♦ 4 cucharadas de raíz seca de valeriana.
♦ 1/4 de litro de vinagre de vino blanco hirviendo.

Ponga las flores y la raíz en un frasco y vierta en él el vinagre hirviendo. Ciérrelo bien y agítelo varias veces al día. A las

---

dos semanas, cuele su contenido y enváselo. Use una taza de
este preparado para cada baño.

BAÑO DE SASAFRÁS

- ♦ 3 cucharadas de corteza de sasafrás.
- ♦ 3 cucharadas de raíz de lampazo mayor.
- ♦ 2 cucharadas de agrimonia.
- ♦ 2 cucharadas de hojas de consuelda mayor.
- ♦ 2 cucharadas de hojas de salvia.

Este baño está sobretodo indicado para aliviar los músculos
doloridos. Prepare una infusión bien fuerte con todos los ingredientes o bien póngalos directamente en el baño dentro de una
bolsa de gasa.

BAÑO DE MANZANILLA

Agregue una infusión fría de manzanilla o 2 bolsas de manzanilla al baño templado. Este baño favorece la relajación de los
músculos y perfuma delicadamente la piel.

BAÑO DE SALVIA Y LAVANDA

- ♦ 1 cucharadita de hojas secas de salvia.
- ♦ 1 cucharadita de flores de lavanda.
- ♦ 1 cucharadita de hojas de laurel trituradas.

Haga una infusión concentrada con una taza de agua hirviendo. Cuele y añada el líquido al baño templado.

BAÑO DE ABRÓTANO

♦ 3 cucharadas de hojas de abrótano picadas.
♦ 1,5 litros de agua hirviendo.

Tiene efectos calmantes y resulta especialmente indicado si debe continuar la actividad después del baño (para salir por la noche, por ejemplo).

Ponga las hojas en un recipiente resistente al calor y vierta sobre ellas el agua hirviendo. Tápelo. Al cabo de una hora, cuele el líquido y enváselos. Vierta en el agua medio litro de esta infusión.

VINAGRE DE BAÑO CON LAUREL

♦ 8 cucharadas de hojas de laurel picadas.
♦ 1/2 litro de agua hirviendo.
♦ 1/2 litro de vinagre de sidra.

Disipa las dolencias y preocupaciones del día más fatigoso. Ponga las hojas de laurel en un frasco y vierta sobre ellas el agua hirviendo. Tape y deje que repose media hora. Añada el vinagre y déjelo reposar una hora más. Cuélelo y enváselo. Ponga medio litro de este preparado en cada baño.

31. BAÑOS ESTIMULANTES

La temperatura ideal para tomar un baño es de unos 37 ºC. Pero a veces puede interesar variar los efectos. Tenga en cuenta que los baños calientes o fríos suponen tratamientos de shock para el cuerpo.

Los baños calientes, que nunca deben exceder los 10 minutos, están especialmente indicados para provocar el sudor y eliminar toxinas. Su efecto es calmante e incluso le pueden dejar agotada por lo que es conveniente tomarlos por la noche.

Los baños fríos son recomendables para estimular la circulación sanguínea, tonificar la piel y dar nuevo vigor y energía al cuerpo. Potencie el efecto energizante de un baño frío añadiendo una infusión de hierbabuena muy concentrada.

Si no se atreve con ellos puede ayudar a su organismo a prepararse para más actividad incluyendo en su baño un preparado especial.

AROMAS QUE ESTIMULAN

Si se decide a utilizar aceites esenciales en su baño piense que los más vigorizantes son el limón, la mandarina, el romero, el jazmín, la hierbabuena y la menta, aunque no debe usar más de dos gotas de este último, ya que su alto contenido en mentol puede provocar sensación de frío en la piel.

AGUA DE PINO

♦ 4 puñados de agujas de pino y piñas.
♦ 1,5 litros de agua hirviendo.

Además de muy refrescante, este baño resulta ideal para prepararse antes de una fiesta.

Machaque las agujas y las piñas. Póngalas en un cazo. Añada el agua hirviendo, tape y deje hervir a fuego lento durante unos 20 minutos. Deje reposar el líquido durante 24 horas. Cuélelo, enváselo y guárdelo en la nevera. Ponga medio litro de este preparado en el agua del baño.

BAÑO DE SALES MARINAS

♦ 250-500 g de sales marinas.

Sirve tanto para purificar el organismo como para tonificar y estimular. Disuelva las sales en el agua del baño y relájese durante 15 minutos. Repose a continuación durante media hora.

BAÑO DE ROMERO

♦ 50 g de hojas frescas y tallos de romero.
♦ 600 ml de agua hirviendo.

Es ideal para estimular la circulación y facilitar la digestión.

Ponga las hierbas en el agua hirviendo y llévelo a infusión durante 15 minutos. Viértalo en el agua del baño.

VINAGRE DE BAÑO CON MENTA

- ♦ 1/2 litro de vinagre de sidra.
- ♦ 1/2 litro de agua.
- ♦ 4 cucharadas de menta piperita seca.
- ♦ 2 cucharadas de albahaca seca..

Ponga en un cazo el vinagre de sidra y el agua y caliéntelos hasta que estén a punto de hervir. Añada las hierbas, tape el recipiente y déjelo hervir a fuego muy lento durante 10 minutos. Ocho horas más tarde, cuele el líquido y enváselo. Ponga un cuarto de litro en el agua del baño.

32. BAÑOS SUAVIZANTES,

NUTRITIVOS E HIDRATANTES

Al estar el cuerpo totalmente sumergido, un baño es un tratamiento ideal para la piel. Se puede potenciar el efecto suavizante añadiendo aceites o preparados de belleza que contribuirán a embellecer la piel. Además, en el baño la piel está más receptiva y absorbe mejor las sustancias activas de los productos de belleza.

BAÑOS SUAVIZANTES

Las mejores plantas para suavizar y limpiar la piel son: manzanilla, caléndula, pensamiento, menta romana, flor de saúco, rosa, trébol del prado, salvia, consuelda, flores de naranjo o semillas de hinojo.

BAÑO DE LA REINA

- ♦ 3 cucharadas de rosas.
- ♦ 3 cucharadas de lavanda.
- ♦ 3 cucharadas de menta.
- ♦ 3 cucharadas de romero.

♦ 3 cucharadas de consuelda mayor.

♦ 3 cucharadas de tomillo.

♦ 3 cucharadas de siempreviva.

Prepare una infusión fuerte con todos los ingredientes. El uso regular de este baño suaviza y tonifica la piel.

BAÑO DE HENO

♦ 3 cucharadas de flores de heno.

♦ 4 litros de agua hirviendo.

Añada las flores de heno al agua hirviendo y deje hervir durante cinco minutos. Fíltrelo y agregue el agua necesaria para el baño.

Baños nutritivos

ACEITE DE LUCÍA

♦ 2 huevos.

♦ 16 cucharadas de aceite de trigo.

♦ 8 cucharadas de aceite de almendras.

♦ 3 cucharaditas de miel.

♦ 8 cucharadas de alcohol.

♦ 16 cucharadas de leche.

♦ 2 cucharaditas de jabón duro en escamas.

Está especialmente indicado para nutrir la piel y aportarle todos los elementos que necesita para permanecer tersa y bella.

Mezcle los huevos, los aceites y la miel. Sin dejar de remover, añada el alcohol, la leche y las escamas de jabón. Envase y guarde en la nevera. Vierta una pequeña cantidad de este líquido en el agua caliente de su baño.

BAÑOS HIDRATANTES

BAÑO DE LECHE CON MIEL

- ♦ 1 taza de miel.
- ♦ 1 litro de leche.
- ♦ 8 cucharadas de sal de cocina.

Está indicado para las pieles muy secas. Vierta todos los ingredientes en la bañera y forme espuma con el chorro de la ducha. Si lo desea, puede añadir unas gotas de su aroma favorito para darle un toque personal.

BAÑO DE LECHE

- ♦ 2-3 litros de leche.

Sirve tanto para pieles secas como para pieles normales. Limpia sin causar daño, conserva la capa protectora de la piel y estimula la circulación. Vierta la leche en la bañera y abra el grifo hasta que se llene.

33. SUSTITUTOS DEL JABÓN

Todas las recetas de este capítulo están pensadas para enriquecer los jabones comerciales y hacerlos mucho más agradables, suaves y respetuosos con la piel, además de perfumarlos de una forma personal.

Evidentemente, es posible elaborar en casa los jabones de principio a fin. Sin embargo, no es muy recomendable porque la sosa cáustica es indispensable para este proceso y constituye una sustancia abrasiva. Aparte de que tiene que manipularse con mucho cuidado, la cantidad de sosa que se incluye en cada receta debe medirse de forma exacta porque, si no, puede alterar las propiedades del jabón.

JABÓN LÍQUIDO DE MENTA
♦ 8 cucharadas de jabón duro rallado.
♦ 1/2 litro de agua destilada.
♦ 5 cucharadas de glicerina.
♦ 4 gotas de aceite de menta.

Ponga a hervir al baño María el jabón rallado con el agua. Una vez disuelto, añada la glicerina. Retire del baño María y añada el aceite de menta, sin dejar de remover. Envase el líquido resultante cuando esté frío.

JABÓN DE MIEL Y OLIVA

- ♦ 10 cucharadas de jabón duro rallado.
- ♦ 2 cucharaditas de miel.
- ♦ 1 cucharadita de aceite de oliva.

Funda el jabón al baño María y agregue el aceite gota a gota. Sin dejar de remover, añada la miel. Deje hervir hasta que la mezcla engorde. Vierta en un molde resistente al calor y deje reposar hasta que endurezca. Tenga paciencia, puede tardar varias semanas, pero merece la pena esperar porque este jabón es muy hidratante.

JABÓN DE HIERBAS

- ♦ 2 cucharadas de raíz de jabonera.
- ♦ 2 cucharadas de hierbas diversas (lavanda, espliego, milenrama, tomillo, romero...).
- ♦ 1/2 litro de agua hirviendo.

Ponga las hierbas y la jabonera en un recipiente resistente al calor y vierta encima el agua hirviendo. Tápelo y espere media hora. Fíltrelo y ya puede utilizarlo.

GEL DE BAÑO DE PINO

- ♦ 1 puñado y medio de piña de pino aplastada.
- ♦ 1 litro y medio de agua destilada.
- ♦ 6 cucharadas de jabón duro rallado.

Ponga las piñas en un cazo, añada el agua e hiérvala a fuego lento con el recipiente tapado durante diez minutos. Retire el cazo del fuego y a las dos horas cuele la infusión. Vuélvala a hervir y añada el jabón. Remueva hasta que esté bien disuelto. Una vez frío, enváselo y guárdelo en la nevera convenientemente identificado. Déjelo reposar durante varios días.

GEL DE BAÑO DE ALMENDRAS

- ♦ 2,5 cucharadas de almendras.
- ♦ 10 cucharadas de jabón duro finamente rallado.
- ♦ 8 cucharadas de agua hirviendo.
- ♦ 4 gotas de aceite de almendras.

Machaque las almendras en un mortero hasta reducirlas a polvo fino. Ponga el jabón y el agua hirviendo en un cazo y remueva bien hasta que el jabón se disuelva. Añada las almendras pulverizadas y el aceite de almendras. Envase y etiquete.

34. ACEITES Y LOCIONES CORPORALES

Después de una ducha, un buen baño, un baño seco o un baño de sol, los aceites y lociones corporales contribuyen a completar el tratamiento y a mantener hidratada, cuidada y fresca la piel.

Son también especialmente indicados para realizar masajes ya que facilitan que las manos de deslicen suavemente por la piel y aportan numerosas sustancias nutrientes e hidratantes.

ALGUNAS TÉCNICAS DE AUTOMASAJE

Realice siempre los masajes en dirección al corazón, sobre todo los que se ocupan de las piernas.

Effleurage. Son los movimientos básicos de rozamiento del masaje sueco. Varíe la presión de los dedos e insista en las zonas más doloridas. Es ideal para calentar y relajar los músculos.

Petrissage. Otra técnica sueca de masaje. Amase la carne con firmeza, sobre todo en las zonas carnosas del cuerpo como las caderas, el estómago, la zona de los hombros y los muslos. Libera la tensión trabajando los músculos, los ligamentos y el tejido conectivo.

Do-In. Es la tradicional forma de automasaje oriental. Golpee suavemente todo el cuerpo con la mano desde los pies a la cabeza. Está indicado para vigorizar la circulación y para empezar el día.

Drenaje linfático. Consiste en movimientos largos y decididos de las palmas de las manos, siguiendo los canales linfáticos en dirección a los nodos, Los nodos linfáticos se encuentran detrás de las rodillas, ingles, bajo los brazos y en las clavículas. Hágalo siempre en sentido ascendente. Sirve para eliminar toxinas e impurezas y está especialmente indicado en personas que sufren retención de líquidos, celulitis o trastornos cutáneos.

LOCIÓN CORPORAL DE AZAHAR

- ♦ 1 cucharadita de bórax.
- ♦ 1/4 de litro de agua de rosas.
- ♦ 2 cucharadas de aceite de oliva tibio.
- ♦ 4-5 cucharaditas de agua de azahar.

Mezcle el bórax con el agua de rosas y remueva hasta que desaparezcan los restos de polvo. Agregue el aceite tibio y agite durante varios minutos. Añada el agua de azahar y envase.

CREMA CORPORAL DE PÉTALOS DE ROSA

- ♦ 15 g de lanolina anhidra.
- ♦ 15 g de manteca de cacao.
- ♦ 4 cucharadas de aceite de almendras.

♦ 4 cucharadas de glicerina vegetal.

♦ 6 gotas de aceite esencial de rosas.

Es un tratamiento excelente para las zonas de piel seca y agrietada. Ponga la lanolina y la manteca de cacao en un cuenco de cerámica al baño María hasta que la mezcla forme una pasta suave. Retire del fuego y añada el aceite de almendras y la glicerina. Deje enfriar y agregue el aceite de rosas, removiendo bien. Vierta la mezcla en un tarrito y utilice después del baño.

ACEITE DE SOJA

♦ 50 ml de aceite de soja.

♦ 30 ml de aceite de almendras.

♦ 10 ml de aceite de aguacate.

♦ 5 gotas de citrina.

Mezcle bien todos los ingredientes y guarde en una botella.

35. TRATAMIENTOS REAFIRMANTES

La flacidez y el descolgamiento de los tejidos son uno de los enemigos más temidos por las mujeres. Sin duda, el ejercicio es la mejor forma de prevenirlos e, incluso, paliarlos cuando ya han hecho su aparición. Nadar, correr, ir en bicicleta o hasta pasear a buen paso son excelentes formas de mantener el buen tono muscular asequibles a todos y sin necesidad de ir a un gimnasio. Los tejidos, de todas formas, necesitan, además del deporte, alguna ayuda adicional en forma de cremas o lociones.

Algo tan sencillo como una mezcla de zumo de melón y manzana a partes iguales es un buen remedio contra la flacidez. Aplíquelo sobre las zonas afectadas una vez al día mediante un suave masaje. Deje que actúe durante veinte minutos y enjuague con agua tibia.

TÓNICO DE LINAZA PARA LOS TEJIDOS

- ♦ 2 cucharadas rasas de linaza.
- ♦ 4 cucharadas de agua caliente.

♦ 2 gotas de aceite esencial de ciprés.
♦ Un trozo de tela de muselina o una gasa.

La linaza es rica en mucílagos, que dan tersura y tonifican la piel dejándola fina y suave. El aceite de ciprés es muy efectivo en caso de venas rotas porque contrae los vasos.

Muela durante unos segundos las semillas de linaza para abrirlas un poco. Mézclelas con agua caliente para formar una pasta espesa. Añada el aceite de ciprés y remueva bien. Extienda la mezcla en la mitad de la tela y doble la otra mitad para fijar la cataplasma. Aplique en las zonas afectadas. Cubra con un plástico para intensificar el proceso. Siga este tratamiento dos veces a la semana durante un mes como mínimo.

EXFOLIANTE PARA CADERAS Y MUSLOS

♦ 2 cucharadas de aceite de semillas de uva.
♦ 5 gotas de aceite esencial de enebro.
♦ 2 gotas de aceite esencial de limón.
♦ 75 g de polenta o harina de maíz.

Es un tratamiento muy sencillo de elaborar que tiene unos magníficos resultados en la piel. Aplicado con regularidad (unas dos veces por semana) resulta ideal para reafirmar los tejidos de las zonas con una celulitis persistente, así como para atenuar los efectos de esta afección.

Mezcle en un tarro el aceite de semillas de uva con los aceites esenciales y agite bien. Vierta la mezcla sobre la harina de maíz y mezcle para formar una pasta arenosa. Aplique con movimientos circulares firmes sobre caderas, muslos y nalgas.

Efectúe el masaje al menos durante 2 minutos antes de enjuagar. Si desea potenciar los resultados aplique con un guante de crin.

EMPLASTO DE BARRO PARA TODO EL CUERPO

- ♦ 150 g de tierra de batán.
- ♦ 250 ml de zumo de manzana recién exprimido.
- ♦ 1 cucharada de zumo de limón.
- ♦ 2 cucharadas de aceite de almendras.
- ♦ 1 cucharada de miel líquida.
- ♦ 6 gotas de aceite esencial de sándalo o neroli.

Este tratamiento, aunque algo trabajoso, es espléndido para limpiar la piel y aportarle tersura y vigor. Realícelo una vez al año como complemento de sus tratamientos habituales.

Mezcle la tierra de batán, el zumo de manzana y el de limón hasta que forme una pasta suave. Añada el aceite de almendras, la miel líquida y el aceite esencial. Aplique pequeñas cantidades en el cuerpo, empezando por los pies y siguiendo una dirección ascendente. Efectúe un suave masaje con la mezcla y deje que se seque unos minutos antes de entrar en la ducha. Aclare a fondo con agua templada para eliminar cualquier resto.

36. BAÑOS DE VAPOR

Están especialmente indicados para quienes quieran adelgazar. Se puede potenciar sus efectos si se complementan con plantas medicinales.

CÓMO TOMAR UN BAÑO DE VAPOR

Tome 50 g de cada una de estas plantas: eucalipto, manzanilla, tomillo y menta, y póngalas a hervir en una cazuela de barro con unos 5 litros de agua.

Disponga dos taburetes: uno para sentarse usted y otro para la cazuela con el agua. Siéntese sin ropa y cúbrase con una sábana y dos mantas de forma que la cazuela también quede oculta. Deje la cabeza fuera porque así podrá aguantar más rato. Vaya destapando la cazuela a medida que necesite más vaho. Levante la tapa con un trapo para no quemarse y tenga cuidado de que esté bien asegurada en su sitio. Si le cuesta sudar, beba varias tazas de infusión de tila o de agua caliente con zumo de limón endulzado con miel. El baño de vapor debe durar entre 10 y 30 minutos.

No olvide terminar con una ducha de agua fría (o si no se atreve, con una fricción con una esponja empapada en agua fría), para eliminar el sudor y cerrar los poros.

VAHOS DE HIERBAS PARA LA CARA

Una sesión a la semana es un tratamiento efectivo para todo tipo de piel. Es un buen remedio para pieles secas o sensibles porque la humedad ayuda a hidratar las células y para pieles grasas o mixtas porque el vaho ablanda las espinillas. Necesitará:

- ♦ 1 cucharada de mezcla de hierbas secas o frescas.
- ♦ Piel normal: lavanda y salvia.
- ♦ Piel seca: manzanilla y albahaca
- ♦ Piel grasa o mixta: menta y corteza de limón.
- ♦ Un bol de agua caliente.
- ♦ 1 toalla grande.

Llene el bol con agua hirviendo. Espere a que se enfríe un poco, eche las hierbas y deje en infusión unos minutos. Asegúrese de que el agua no esté demasiado caliente y coloque una toalla grande alrededor de la cabeza y el cuello de manera que forme como una especie de tienda. Inclínese sobre la palangana y permanezca así de 1 a 3 minutos. Seque con una tela fría y limpia y aplique una crema hidratante suave.

También puede acabar el tratamiento salpicándose el rostro con agua de la reina de Hungría, un producto que sirve como lavado astringente, tónico para el cabello o la piel, loción para después del afeitado e, incluso, remedio para el dolor de cabeza.

VAHOS CONTRA LAS ESPINILLAS

Haga un baño de vapor para la cara con unas hojas de laurel y un poco de tomillo. Haga durar el baño todo el tiempo posible. La constancia es la clave del éxito. Aprovechando que las espinillas están reblandecidas apriételas después teniendo en cuenta de no dañarse con las uñas. Aplique una loción astringente.

AGUA DE LA REINA DE HUNGRÍA

- ♦ 1 parte de cada uno de los siguientes ingredientes: rosa, lavanda, romero, salvia, cáscara de naranja y de limón.
- ♦ 2 partes de menta.
- ♦ Vinagre de manzana.
- ♦ Romero puro destilado.

Añada 60 g de esta fórmula herbal por cada medio litro de vinagre de manzana. Vierta en un frasco de cristal con tapón de rosca y deje reposar en un lugar cálido durante 2 semanas

Por cada medio litro de agua de la reina añada algo más de una taza de romero puro destilado y embotéllelo.

37. LIMPIADORES

Limpiar la piel y dejarla libre de impurezas con un producto adecuado a las características particulares es el primer paso para conseguir un cutis fresco y bonito. Seguidamente, se aplicará el tónico, la mascarilla o la crema hidratante y/o nutritiva.

PARA TODO TIPO DE PIELES

CREMA LIMPIADORA DE YOGUR CON MIEL

- 16 cucharadas de yogur natural.
- 5 cucharadas de capullos de flor de saúco lavados.
- 2,5 cucharadas de miel ligera fundida.

Ponga el yogur y los capullos en un cazo y deje que hierva a fuego muy lento media hora. Retire el cazo del fuego y déjelo reposar 5 horas. Caliente la mezcla, cuélela y añádale la miel fundida. Bátalo durante unos minutos y envase la crema. Aplique generosamente por el rostro y retire suavemente con un algodón.

Para pieles normales

LECHE DE PEPINOS

♦ 1 taza de leche.
♦ 1 pepino pequeño.

Licúe el pepino y mézclelo con la leche. Aplique al cutis con una bola de algodón y, tras unos minutos, limpie con toallitas suaves.

Para pieles grasas o propensas al acné

CREMA LIMPIADORA DE CAOLÍN

♦ 1 cucharadita de tierra de batán.
♦ 1 cucharada de agua templada.
♦ 1 cucharadita de harina de avena molida fina.
♦ 2 gotas de aceite de lavanda o geranios.

Mezcle la tierra en polvo con el agua caliente hasta conseguir una pasta suave. Añada la harina de avena y el aceite de lavanda o geranio. Aplique con las puntas de los dedos. Espere 1 minuto y retire, efectuando suaves movimientos de masaje, con abundante agua templada. Retire los restos de crema con un tónico para cutis grasos.

Para pieles secas

LECHE LIMPIADORA DE MELOCOTÓN Y ROSAS

♦ 1 cucharada de leche entera.
♦ 1 cucharada de zumo de melocotón.

♦ 1 cucharada de agua de rosas.

♦ 1/2 cucharadita de glicerina.

Mezcle la leche y el zumo de melocotón y agite bien. Añada el agua de rosas y la glicerina y vuelva a batir. Envase el preparado y conserve en el frigorífico. Remueva antes de usar. Aplique la mezcla en el cutis y aclare primero con agua tibia y luego con agua fría.

PARA PIELES SENSIBLES

CREMA LIMPIADORA DE RAÍZ DE JABONERA

♦ 10 g de raíz de jabonera picada fina.

♦ 600 ml de agua.

♦ 3 cucharadas de agua de rosas.

Ponga la jabonera en un cazo pequeño y agregue agua. Lleve a ebullición, tape y déjela hervir a fuego lento durante 15 o 20 minutos. El olor es un poco extraño, pero el agua de rosas lo disimulará.

PARA PIELES ENVEJECIDAS

CREMA LIMPIADORA DE MAYONESA

♦ 1 yema de huevo.

♦ 1 cucharada de vinagre de sidra.

♦ 1/2 cucharadita de azúcar.

♦ 8 cucharadas de aceite de oliva.

Revuelva la yema de huevo, el vinagre y el azúcar hasta mezclarlos bien. Añada el aceite poco a poco. Bata la mezcla hasta que engorde y se convierta en una crema amarilla y homogénea. Envásela.

38. TÓNICOS

Un buen tónico es indispensable para refrescar y dar tono a la piel después de utilizar una crema limpiadora. Revitaliza y calma el cutis y contribuye a eliminar el aspecto de cansancio.

PARA CUTIS GRASOS

TÓNICO DE CALÉNDULAS

- ♦ 8 cucharadas de pétalos de caléndula.
- ♦ 1/2 litro de agua hirviendo.

Ponga los pétalos de caléndula en un cazo. Añada el agua hirviendo. Tape y deje en reposo durante unas cuatro horas. A continuación, cuele la infusión, embotelle y etiquete. Este tónico debe aplicarse por la mañana y por la noche, cuando el cutis esté bien limpio.

Para pieles normales

TÓNICO DE MENTA Y ROMERO

- ♦ 2 cucharaditas de romero.
- ♦ 2 cucharaditas de menta.
- ♦ 400 ml de agua.
- ♦ 100 ml de coñac.

Dé un hervor al romero y la menta en el agua. Deje reposar durante una hora. Filtre el preparado y añada la cantidad adecuada de coñac.

Para pieles secas o envejecidas

TÓNICO DE ALMENDRAS

- ♦ 2 cucharaditas de almendras molidas.
- ♦ 6 cucharadas de agua de rosas.
- ♦ 1/2 cucharada de glicerina.
- ♦ 4 cucharaditas de bórax.
- ♦ Unas gotas de esencia de almendras.

Ponga en un recipiente las almendras molidas con la mitad del agua de rosas. Machaque la mezcla con un mortero o algún utensilio similar hasta que se forme un líquido blanquecino. Cuélelo a través de una gasa fina. Añada el agua de rosas restante, la glicerina, el bórax y la esencia de almendras. Envase y agite bien.

Para pieles sensibles

TÓNICO DE MANZANILLA

- ♦ 100 ml de agua de rosas.
- ♦ 100 ml de infusión de manzanilla.
- ♦ 2 gotas de aceite esencial de sándalo.

Prepare la infusión de manzanilla con 1 cucharada de flores secas de manzanilla o 1 bolsita de manzanilla. Deje enfriar y cuélela. Agregue el agua de rosas y perfume con el sándalo.

Para pieles con manchas

TÓNICO DE LIMÓN

- ♦ 100 ml de hamammelis.
- ♦ 2 cucharaditas de zumo de limón recién exprimido.
- ♦ 2 gotas de esencia de nerolí.
- ♦ 1 gota de esencia de limón.

Ponga en una botella que cierre herméticamente todos los ingredientes y agite bien. Extienda suavemente con un algodón. Evite la zona de los ojos.

Para pieles mixtas o con poros abiertos

TÓNICO DE HAMAMMELIS

- ♦ 100 ml de hamamelis.
- ♦ 50 ml de agua de rosas.

♦ 2 gotas de aceite esencial de rosa, geranio o palisandro.

Esta receta es ideal para tonificar la piel mixta, normal y grasa. Ponga los ingredientes en un tarro hermético y agite bien.

PARA PIELES ENVEJECIDAS

Unos tónicos muy fáciles de preparar y que, alternándolos cada semana, ofrecen resultados excelentes son:

TÓNICO DE CEBOLLA

Mezcle jugo de cebolla y agua destilada a partes iguales. Aplique sobre el rostro.

TÓNICO DE FRUTAS FRESCAS

Según la temporada, use el zumo fresco de alguno de los siguientes zumos: fresas, uva, melón o tomate.

39. ASTRINGENTES

Como los tónicos, los astringentes se pueden usar después de la crema limpiadora. Contraen la piel aportándole tersura, cierran los poros y reducen el exceso de grasa en el cutis.

PARA PIELES NORMALES

ASTRINGENTE DE ESPECIAS

- ♦ 8 cucharadas de alcohol.
- ♦ 4 cucharadas de agua de rosas.
- ♦ 4 cucharadas de agua de azahar.
- ♦ 2 cucharadas de miel ligera.
- ♦ 2 cucharaditas de piel de limón rallada.
- ♦ 1 cucharadita de piel de naranja rallada.
- ♦ 1 cucharadita de piel de pomelo rallada.
- ♦ 2 cucharaditas de nuez moscada.
- ♦ 2 cucharaditas de semillas de cilantro.
- ♦ 1 cucharadita de clavo.

◆ 1/2 cucharadita de estoraque.
◆ 1/2 cucharadita de benjuí.

Su fresco perfume es apropiado tanto para hombres como para mujeres. Ponga todos los ingredientes juntos en un frasco de cierre hermético. Recuerde agitarlo varias veces al día. Déjelo en maceración durante siete u ocho días hasta que sus ingredientes se mezclen. Cuélelo y embotéllelo. Agite antes de usar.

PARA PIELES NORMALES Y MIXTAS

ASTRINGENTE DE HIERBAS

◆ 3 cucharaditas de menta picada.
◆ 2 cucharaditas de vinagre de sidra.
◆ 1/4 litro de agua destilada.

Ponga la menta en un frasco y añada el vinagre de sidra. Cierre bien y deje macerar durante una semana. Filtre la preparación, añada el agua destilada. Este producto mejora el aspecto de las pieles ásperas, ayuda a combatir los poros abiertos y da color al cutis más pálido.

PARA PIELES GRASAS

ASTRINGENTE AL LIMÓN

◆ 1 cucharadita de zumo de limón.
◆ 2 cucharadas de agua destilada.

Mezcle bien los ingredientes. Aplique con la ayuda de un algodón mediante toques suaves.

PARA PIELES SECAS

ASTRINGENTE FLORAL

- ♦ 120 ml de agua de rosas.
- ♦ 2 cucharadas de agua de azahar.
- ♦ 2 cucharadas de extracto de avellano.
- ♦ 10 gotas de esencia de limón.

Mezcle todos los ingredientes y agite bien. Además de ser muy refrescante, el aroma es delicioso.

PARA PIELES CON POROS ABIERTOS

ASTRINGENTE DE NARANJA

- ♦ El zumo de una naranja.
- ♦ Agua de rosas.

Añada al zumo de una naranja el tercio de su volumen de agua de rosas. Aplique con un algodón sobre la zona afectada mediante ligeros toques.

40. HIDRATANTES

Hidratar convenientemente el rostro es la mejor manera de retrasar las arrugas y mantener la tersura por más tiempo.

PARA PIELES NORMALES

LECHE DE FRESAS

- ♦ 3 fresas grandes.
- ♦ 125 cl de leche.

Licúe las fresas. Añada la leche y remueva bien. Envásela y guarde en la nevera. Agite antes de usar. Esta crema limpia y realza el tono y textura de la piel.

LECHE DE PEPINO

- ♦ Un trozo de pepino de 5 cm.
- ♦ 125 cl de leche.

Pele y triture el pepino. Mezcle la leche, las peladuras, el jugo y la pulpa. Agite durante varios minutos y deje que repose tres horas. Entonces enváselo y guarde en la nevera.

PARA PIELES SECAS

LECHE DE DIENTE DE LEÓN Y MANZANILLA

- ♦ 3 cucharadas de flores de manzanilla picadas.
- ♦ 2 cucharadas de dientes de león picadas.
- ♦ 125 cl de agua hirviendo.
- ♦ 125 cl de leche.

Vierta el agua hirviendo sobre las flores de manzanilla y las hojas de diente de león. Deje reposar durante 12 horas. Añada la leche y bata enérgicamente. Deje reposar dos horas más. Cuele el resultado y enváselo. Guarde en la nevera. Úselo con frecuencia, pero si tiene una piel muy seca, hágalo en combinación con una crema de noche muy rica.

PARA PIELES GRASAS O MIXTAS

HIDRATANTE SUAVE

- ♦ 20 g de semillas de linaza.
- ♦ 200 ml de agua hirviendo.
- ♦ 1 cucharada de glicerina.
- ♦ 1 cucharada de agua de rosas.
- ♦ 1 gota de aceite esencial de nerolí.

Abra las semillas de linaza con la ayuda de un molinillo de café. Viértalas en agua hirviendo. Remueva continuamente mientras las semillas se impregnan al irse enfriando la mezcla. Cuele las semillas y deséchelas. Mezcle este preparado con la glicerina y el agua de rosas. Aromatice con el aceite para que la loción huela a flor de azahar.

PARA PIELES GRASAS O PROPENSAS A GRANOS

LECHE DE MENTA Y PEREJIL

- ♦ 3 cucharadas de menta fresca picada.
- ♦ 3 cucharadas de perejil fresco picado.
- ♦ 1/4 de litro de leche.

Vierta la leche sobre la menta y el perejil y remueva. Deje en maceración durante 12 horas. Cuélela y envásela. Debe conservarla en el refrigerador. Utilícela por la mañana y por la noche. También puede añadir una o dos cucharadas del preparado al agua de lavarse.

PARA PIELES SENSIBLES

LECHE DE ZANAHORIA Y LECHUGA

- ♦ 3 cucharadas de hojas de lechuga bien picadas.
- ♦ 3 cucharadas de zanahoria rallada.
- ♦ 7 cucharadas de agua hirviendo.
- ♦ 14 cucharadas de leche.

Cubra la lechuga y la zanahoria con agua hirviendo, tape y deje en maceración durante 8 horas. Añada luego la leche y bata enérgicamente. Deje que repose un par de horas. Cuele la leche resultante. Envásela y guarde en la nevera. Tiene cualidades limpiadoras y relajantes.

PARA PIELES ENVEJECIDAS

CREMA DE HUEVO Y ACEITE

- ♦ Una yema de huevo.
- ♦ 15 g de aceite de girasol o de oliva.
- ♦ 10 g de aceite de vaselina blanca.
- ♦ 1 g de alcohol cetílico rallado.
- ♦ 20 g de agua de rosas.

Mezcle bien todos los ingredientes en una batidora. Aplique con un ligero masaje y déjela puesta unos 15 o 20 minutos. Retire con un poco de loción de cebolla empapada en un algodón.

PARA PIELES SENSIBLES

LOCIÓN DE AGUA DE ROSAS

- ♦ 120 ml de agua de rosas.
- ♦ 60 ml de glicerina.

Esta sencilla loción hidratante suaviza de un modo muy eficaz las pieles sensibles. También se puede utilizar como una loción corporal para aplicar justo después de un relajante baño.

Bata el agua de rosas y la glicerina. Guarde en una botella herméticamente cerrada y proteja de la luz y el calor. Agite antes de usarla.

41. EXFOLIANTES

Para suavizar la piel y renovarla, tanto en el cuerpo como en el cutis, lo más indicado es una crema exfoliante o peeling que arrastra la capa de células muertas y hace aparecer la piel fresca.

Después del peeling, aplique una mascarilla para calmar la piel y aportarle más eficazmente todos los nutrientes que necesita.

CÓMO APLICAR EN EL CUTIS

Aplique la crema exfoliante en la piel limpia mediante suaves movimientos circulares realizados con las yemas de los dedos.

Insista en las aletas de la nariz, el mentón y la frente. No frote muy fuerte, es suficiente una ligera presión. Aclare con abundante agua tibia y seque la piel.

EXFOLIANTE PARA PIELES SIN BRILLO

- ◆ 1 cucharada de harina de avena molida a un grado medio.
- ◆ 2 cucharadas de agua de rosas.

- ♦ 1 cucharadita de azúcar granulado.
- ♦ 1 cucharadita de miel.

Es un excelente tratamiento para dar brillo y tersura a toda clase de pieles. Adecúe la frecuencia de aplicación a su tipo. Mezcle todos los ingredientes en un bol hasta que formen una pasta arenosa.

EXFOLIANTE PARA PIELES GRASAS

- ♦ 45 g de bolus alba.
- ♦ 10 g de salvado de almendras.
- ♦ 10 g de almidón de trigo.
- ♦ 5 g de talco.

Mezcle los cuatro ingredientes y pase la mezcla una sola vez por un colador. Añada dos cucharadas de agua a los polvos y amáselos hasta formar una pasta. Estos polvos se pueden utilizar para aplicaciones posteriores si se guardan en una bolsa de plástico.

EXFOLIANTE INSTANTÁNEO

- ♦ 1 papaya madura.

Las enzimas de la papaína que se encuentran en la papaya disuelven la queratina y destruyen las células muertas y sin brillo que apagan la piel.

Parta la papaya en dos y pele la piel en grandes trozos. Frote el interior de la piel de la fruta en la cara y cuerpo recién lavdos.

Efectúe un ligero masaje en la frente, nariz y mentón. Enjuague con agua fría y seca.

CÓMO APLICAR EN EL CUERPO

Vierta una pequeña cantidad en la palma de la mano y efectúe un masaje sobre la piel húmeda. Enjuague a fondo.

EXFOLIANTE CORPORAL

- ♦ 100 g de azúcar blanco granulado.
- ♦ 100 g de sal marina muy fina.
- ♦ 100 g de harina de avena poco molida.

Mezcle todos los ingredientes en un bol grande. Este preparado suaviza muy eficazmente la piel.

EXFOLIANTE PARA CADERAS Y MUSLOS

- ♦ 2 cucharadas de aceite de semillas de uva.
- ♦ 5 gotas de aceite esencial de enebro.
- ♦ 2 gotas de aceite esencial de limón.
- ♦ 7,5 g de polenta o harina de maíz.

Es muy efectivo para tratar zonas con celulitis. Mezcle el aceite de semillas de uva con los aceites esenciales y agite. Vierta la mezcla sobre la harina de maíz y forme una pasta arenosa. Aplique con un guante de crin.

42. MASCARILLAS FACIALES

Para piel normal

MASCARILLA DE LA REINA VICTORIA

♦ 50 g de harina de cebada o harina de arroz integral.
♦ 25 g de miel líquida.
♦ 1 clara de huevo.

Refina e hidrata el cutis y tensa los tejidos cutáneos. Mezcle la harina con la miel líquida hasta que la mezcla forme una pasta espesa. Bata ligeramente la clara de huevo e incorpórela a la mezcla. Retire con agua tibia.

COLD-CREAM DE ROSAS

♦ 4 cucharadas de aceite de oliva.
♦ Pétalos de rosas muy olorosos.
♦ 1 cucharada de cera refinada.
♦ Agua destilada.

Ponga el aceite de oliva al baño María y téngalo a fuego lento hasta que esté muy caliente. Eche en el aceite de oliva todos los pétalos de rosa que pueda apretándolos firmemente. Déjelo reposar durante unos días para que el aceite absorba el aroma y cuélelo. Caliente suavemente la cera en un cazo hasta que esté líquida y añada el aceite perfumado. Retírela del fuego y remueva hasta que se enfríe. Añada poco a poco agua destilada hasta que la crema quede espesa pero manejable.

PARA PIEL SECA

MASCARILLA DE PLÁTANO

- ♦ 1 plátano maduro pequeño.
- ♦ 25 g de harina de avena molida fina.
- ♦ 1 cucharadita de miel líquida.

Machaque el plátano hasta que forme una pasta. Mézclelo con la harina de avena y la miel líquida. Remueva y deje actuar en la piel durante 15-20 minutos. Aclare con agua templada.

PARA PIEL GRASA

MASCARILLA DE MARIA ANTONIETA

- ♦ 1/4 de litro de leche.
- ♦ 6 ml de jugo de limón.
- ♦ 12 ml de coñac.

Hierva la mezcla a fuego lento. Aplique sobre el cutis y deje que se seque. Pasados 15 minutos, enjuague con agua templada y después con agua fría. A continuación aplique un tónico.

PARA PIEL MIXTA

MÁSCARA DE CALÉNDULA

- ♦ 7 g de cera de abeja.
- ♦ 5 g de manteca de cacao.
- ♦ 10 g de lanolina.
- ♦ 25 g de aceite de caléndula.
- ♦ 30 g de infusión de flor de caléndula.

Disuelva al baño María la cera de abeja, la manteca de cacao y la lanolina hasta que la mezcla adquiera una textura vidriosa. Incorpore el aceite de flor de caléndula y caliéntelo todo ligeramente. Caliente la infusión de flor de caléndula en un cazo aparte. Retire la 0mezcla anterior del baño María e incorpórela lentamente al agua de la infusión.

PARA PIEL ENVEJECIDA

MASCARILLA DE YOGUR Y MIEL

- ♦ 1 cucharada de yogur natural.
- ♦ 1/2 cucharadita de miel.
- ♦ 1 cucharadita de mayonesa.

Mezcle todos los ingredientes en un bol hasta que formen

una pasta suave. Aplique en cara y cuello y déjelo actuar durante 15-20 minutos. Aclare con abundante agua tibia.

43. CREMAS NUTRITIVAS

Las cremas nutritivas pueden sustituir a las cremas hidratantes o complementarlas. En las épocas del año en que el rostro está más expuesto a condiciones extremas de temperatura, como en invierno o en verano, sirven para proporcionarle todos los elementos que precisa, además de para protegerlo de las inclemencias del tiempo.

CREMAS NUTRITIVAS DE DÍA

En el caso de pieles secas, envejecidas o sensibles, siempre que la textura de la crema lo permita, se pueden usar como protección durante el día. De todas formas, en el caso de las pieles secas, las sustancias se absorben en 30 minutos, mientras que en el resto de cutis el tiempo es de 20 minutos.

CREMA NUTRITIVA PARA PIEL NORMAL

♦ 50 g de lanolina anhidra.
♦ 50 g de aceite de oliva.

- ♦ 100 g de agua de rosas.
- ♦ 20 g de cera blanca de abejas
- ♦ 2 g de alcohol cetílico rallado.

Derrita la cera y la lanolina al baño María. Añada el aceite sin dejar de remover y el agua de rosas, también poco a poco. Bata bien la mezcla y añada entonces el alcohol cetílico. Deje enfriar en la nevera antes de usarla. Aromatícela con 20 gotas de su perfume favorito.

CREMA NUTRITIVA PARA PIEL SECA

- ♦ 25 g de manteca de cacao refinado.
- ♦ 5 g de aceite de ricino refinado.
- ♦ 25 g de aceite de almendras dulces.
- ♦ 5 g de cera blanca de abejas.
- ♦ 30 g de agua de rosas.

Derrita la manteca de cacao y la cera al baño María. Añada poco a poco el aceite de ricino. Eche el aceite de almendras dulces sin dejar de remover. Por último, vierta también poco a poco el agua de rosas. Deje de remover cuando la pasta esté fría. Guarde en la nevera.

CREMA NUTRITIVA PARA PIEL ENVEJECIDA

- ♦ Una yema de huevo.
- ♦ 15 g de aceite de oliva.
- ♦ 10 g de aceite de vaselina blanca.
- ♦ 1 g de alcohol cetílico rallado.

♦ 20 g de agua de rosas.

Mezcle los ingredientes con una batidora y aplique en el cutis mediante un masaje. Esta crema se tiene que guardar en la nevera. Renuévela cada semana.

CREMA NUTRITIVA DE NOCHE

♦ 25 g de manteca de cacao.
♦ 25 g de lanolina.
♦ 25 g de aceite de aguacate.
♦ 1 cucharada de aceite de germen de trigo.
♦ 4 cápsulas de aceite de prímula.
♦ 10 gotas de aceite de nerolí.
♦ 10 gotas de aceite de incienso.

Funda la manteca de cacao y la lanolina al baño María. Agregue el aceite de aguacate, el aceite de germen de trigo y el contenido de las cápsulas. Retire del fuego sin dejar de remover hasta que alcance la temperatura ambiente. Añada los aceites esenciales y envase en un tarro con tapón de rosca.

44. LOS TRUCOS DE LA ABUELA

Son los remedios más caseros, añejos y simples, pero pueden salvar a más de una de un buen apuro; además suelen ser muy efectivos.

Para la piel arrugada, por ejemplo, nuestras abuelas recomendaban aplicar durante diez minutos una compresa mojada en el zumo de dos naranjas y un limón o en una infusión de malvavisco.

RECETAS AL MINUTO

Si le urge presentar un buen aspecto puede recurrir a los remedios de las abuelas para lucir un cutis inmejorable, con unas mascarillas muy efectivas y sencillas de hacer.

Para pieles secas: aplaste un plátano e incorpore una cucharadita de aceite de almendras dulces o de miel líquida.

Para pieles grasas: bata un huevo entero y añádale una cucharadita de ron y un chorrito de zumo de limón.

Para poros dilatados: añada al zumo de una naranja un tercio de su volumen de agua de rosas.

Para descongestionar: mezcle yogur y nata fresca a partes iguales, y deje actuar durante un cuarto de hora.

Para tener buena cara: bata una yema de huevo y añádale un poco de aceite de oliva.

Para los ojos hinchados: frótese suavemente los párpados con un cubito de hielo.

Para las ojeras y los párpados arrugados: aplique una compresa previamente empapada en una infusión de manzanilla.

Agua de rosas

Este preparado, al que nuestras abuelas tenían un especial aprecio, es un tónico y un astringente para el cutis muy eficaz. Además, se puede usar como loción corporal y, mezclada con una infusión de flores de aciano, para descongestionar los párpados hinchados. Si desea aclarar la piel prepare leche virginal mezclando 200 g de tintura de benjuí y 80 g de agua de rosas. Para las manos, se puede usar el siguiente preparado antes de acostarse: 150 g de agua de rosas, 100 g de miel, 100 g de cera amarilla de abejas y 25 g de mirra.

Puede comprar el agua de rosas ya hecha o bien prepararla:

- ♦ 5 puñados de pétalos de rosas olorosas.
- ♦ 1 litro de agua hirviendo.

Sumerja los pétalos, filtre el líquido y conserve en un lugar fresco.

Un secreto que nuestras abuelas conocían bien es el arte de aromatizar la ropa mediante saquitos escondidos estratégicamente en cajones y armarios para imprimir su personalidad a ropa interior, vestidos (incluso cosiéndolos en forros o dobladillos), papel de cartas, ropa blanca... Un aroma bien escogido, que combine delicadamente con el perfume de cada mujer o, incluso, lo sustituya, puede ser el secreto del éxito.

Para la mujer invernal: saquito oriental.

Mezcle 100 g de cada uno de los siguientes ingredientes: madera de rosa en polvo, sándalo y cedro, con 10 gotas de esencia de bergamota, 20 gotas de espliego y 5 gotas de rosas de oriente. Reparta en diversos saquitos y distribuya en cajones y estantes.

Para la mujer primaveral: saquito primaveral.

Mezcle 100 g de madera de sándalo en polvo, 100 g de polvo de hojas de rosa, 25 g de polvo de tomillo y 10 gotas de esencia de iris de Florencia.

Para la mujer veraniega: saquito ruso.

Mezcle 100 g de polvo de raíz de iris, 50 g de polvo de incienso, 5 gotas de esencia de ámbar, 5 gotas de almizcle y 10 gotas de flor de naranjo.

Para la mujer otoñal: saquito de lavanda.

Mezcle 500 g de flores de lavanda, 125 g de benjuí pulverizado y 20 gotas de esencia de lavanda.

45. EL CUELLO

Es una zona que tiene tendencia a olvidarse; sin embargo, debe cuidarse tanto como el rostro (se debe aprovechar para limpiarla e hidratarla cuando se trate éste) e incluso ha de ser objeto de tratamientos específicos ya que la zona de la barbilla, el cuello y la mandíbula es la primera que muestra los signos del paso del tiempo.

Tener un cuello bonito y cuidado es sinónimo de atractivo. Para evitar flacidez, descolgamiento, papada doble y arrugas no hay nada como unos productos específicos y unos ejercicios efectuados con constancia.

ALIMENTACIÓN

Incremente el aporte a su organismo de vitamina E, presente en la leche, los huevos, la mantequilla, el arroz integral, los frutos secos, las legumbres...

PRODUCTOS ESPECÍFICOS

Además de aplicar generosamente cremas de día y de noche en la cara y el cuello, no está de más usar productos especiales. Se pueden usar hidratantes de noche enriquecidos, como la crema de noche antiarrugas a base de miel o la crema de mayonesa y lanolina.

CÓMO APLICAR LOS PRODUCTOS

No pellizque ni estire la piel. Masajee suavemente dando pequeños golpecitos desde la base del cuello hasta la barbilla.

CREMA DE MAYONESA Y LANOLINA PARA EL CUELLO

- ♦ 1 cucharada de lanolina.
- ♦ 2 cucharadas de mayonesa.

Caliente la lanolina al baño María hasta que se funda. Añada la mayonesa. Retire la mezcla del fuego sin dejar de remover hasta que la crema se enfríe. Guárdela en un frasco y métalo en la nevera.

CREMA DE MIEL PARA EL CUELLO

- ♦ 2,5 cucharaditas de miel fluida.
- ♦ 2,5 cucharaditas de aceite de oliva.
- ♦ 2 yemas de huevo.

Haga una mezcla con los ingredientes, envásela y guárdela en la nevera. Déjela reposar durante 24 horas. Aplique generosamente en el cuello con un suave masaje. Retire la crema sobrante 20 minutos después con la ayuda de un paño.

INFUSIÓN TÓNICA A LAS HIERBAS

- ♦ 50 g de hojas de perejil fresco.
- ♦ 50 g de romero fresco.
- ♦ 1/2 litro de leche.

Triture el perejil y el romero y vierta la leche hirviendo por encima. Deje reposar y filtre. Guarde en una botella con tapón de rosca. Aplique dando ligeros toques con un algodón embebido.

CONTRA LA DOBLE BARBILLA

Conviene prevenir la aparición de la papada manteniendo el cuello elástico y firme mediante ejercicios y con la aplicación de crema de menta. Si la doble papada ya ha hecho su aparición, este preparado también ayudará a combatirla.

CREMA DE MENTA

- ♦ 1/2 cucharadita de sales de Epsom.
- ♦ 1 cucharadita de glicerina.
- ♦ Algodón y una venda.
- ♦ 5 gotas de extracto de menta piperita.

Mezcle la glicerina, las sales de Epsom y el extracto de menta. Ponga la crema sobre el algodón y coloque bajo la barbilla, sujetándolo todo con la venda. Repita este tratamiento varias veces por semana.

46. EJERCICIOS PARA EL CUELLO

No hay duda de que el ejercicio es recomendable para mantener firme, tonificado y elástico todo el cuerpo, y el cuello es una de las zonas más agradecidas a la hora de practicarlo, no sólo porque mejora rápidamente, sino porque moverlo ayuda a relajar las tensiones que suele acumular.

Los siguientes ejercicios para el cuello son excelentes para relajar los músculos y favorecer la circulación de la sangre hacia la cabeza, lo que permite oxigenar el cerebro y la cara.

CÓMO CALENTAR

1. Mantenga la espalda muy erguida y mueva el cuello hacia adelante y hacia atrás. Respire cuando tenga la cabeza recta. Repita 10 veces.
2. Deje caer la cabeza, suavemente, ora hacia un lado, ora hacia el otro. Inhale con la cabeza erguida y suelte el aire a medida que realiza el ejercicio. Repita 10 veces.
3. Mueva la cabeza hacia un lado y hacia otro. Inhale cuando

tenga la cabeza recta y exhale con cada movimiento lateral. Realice el ejercicio 10 veces.

4. Realice 5 rotaciones totales con el cuello en dirección hacia la izquierda y 5 en la dirección contraria.

CÓMO EJERCITAR EL CUELLO Y LOS HOMBROS

1. Póngase en pie con los pies juntos. Levante los hombros hasta llegar cerca de las orejas. Bájelos y échelos hacia atrás. Repita de 8 a 12 veces.

2. Siéntese sobre sus caderas. Mantenga los hombros bajos y descansados. Respire y deje caer la cabeza hacia delante hasta que la barbilla esté sobre el pecho. Luego, levante lentamente la cabeza e inclínela hacia atrás todo lo que pueda. Abra la boca. Vuélvala a cerrar hasta que sienta el tirón en la línea de la mandíbula. Repita 8 veces.

3. Acuéstese en el suelo con los brazos estirados a los lados y las piernas rectas. Levante la cabeza lentamente, estirando el cuello. Bájela despacio. Repita 5 veces.

EJERCICIOS PARA LA PAPADA

1. Con los codos descansando sobre la mesa, junte las manos entrelazando los dedos de una y otra. Apoye la barbilla y empuje. Cuente hasta veinte.

2. Abra bien la boca, inclinando la cabeza hacia atrás. Trate de elevar el labio inferior para cerrar la boca, sintiendo el estiramiento alrededor de la línea de la mandíbula.

3. Siéntese derecha y mire hacia el techo, estirando el cuello. Luego mire sobre el hombro derecho. Vuelva otra vez al frente y mire hacia el hombro izquierdo. Repita 10 veces.

4. Mire hacia delante. Apriete los dientes y estire los extremos de la boca como si hubiera comido algo muy desagradable. Cuente hasta 5 y descanse. Repita 5 veces.

5. Empuje la mandíbula inferior hacia delante tanto como pueda. Repita el ejercicio 10 veces.

EXFOLIANTE PARA EL CUELLO Y EL BUSTO

Aproveche para exfoliar juntas la fina piel del cuello y la aún más delicada epidermis de los pechos. Un exfoliante cutáneo suave constituye una buena manera de mantener el tono de la piel.

- ◆ 25 g de harina de avena molida en grado medio.
- ◆ 25 g de almendras molidas finas.
- ◆ 1 cucharada de aceite de almendras.

Mezcle la harina de avena y las almendras con el aceite de almendras hasta que forme una pasta. Aplique sobre la piel húmeda y efectúe un masaje con movimientos circulares suaves pero firmes. La dirección del masaje debe ser siempre ascendente para evitar provocar flacidez. Enjuague a fondo y dúchese del modo habitual.

47. EL CABELLO

Una bonita melena, airosa, tupida, sedosa y bien cuidada es uno de los elementos que tradicionalmente se han atribuido a una mujer atractiva.

Actualmente, la moda permite cualquier tipo de cortes y peinados: desde melenas leoninas y rizadas a cortes atrevidos y asimétricos, pasando por rapados, melenas a lo cleopatra, medias melenitas, cortos airosos, largos lacios, suaves ondulados tanto largos como cortos... Sin embargo, todas las opciones piden un cabello sano que las realce.

¿QUÉ ES EL CABELLO?

Cada cabello es un filamento córneo, una estructura celular formada por una proteína llamada queratina, que se desarrolla en una bolsa de piel, llamada folículo.

En la base de cada folículo piloso hay un grupo de células que se multiplica constantemente, conocido como la papila, que recibe su nutrición de los vasos capilares e inicia el crecimiento del cabello.

CÓMO TENER UNA BUENA MATA DE PELO

Un cabello hermoso es saludable, brillante y tiene un aspecto vivo y exuberante a pesar de que está compuesto por células que mueren al segundo de haber salido del cuero cabelludo.

El pelo es el reflejo de su estado de salud. Su aspecto, si no hay ningún problema de otra índole, mejorará considerablemente si sigue una dieta sana y equilibrada, rica en vitamina A, vitamina B, calcio, sílice, hierro, proteínas y ácidos grasos. Para ello, debe consumir abundancia de frutas, ensaladas y verduras, así como leche, yogures y quesos frescos, legumbres, huevos y pescado blanco y azul.

Cepille su pelo regularmente con un cepillo de cerdas naturales, para eliminar el polvo y la suciedad y estimular la circulación sanguínea. Moje su cabello con agua templada para que se le abran los poros. A continuación aplique el champú sobre el pelo con un suave masaje.

QUÉ NO DEBE HACER

♦ Evite las permanentes y los tintes, sobre todo combinados. Si no le queda más remedio, deje transcurrir al menos dos semanas entre ambos tratamientos.

♦ No se haga permanentes en casa, es un tratamiento delicado que debe llevar a cabo un profesional.

♦ Procure no secar su pelo a demasiada temperatura ni cepillarlo cuando está mojado ya que las puntas pueden abrirse. Lo ideal es que se seque de forma natural, peinándolo con los dedos para evitar enredos.

- El cabello crece aproximadamente 12 mm por mes, un poco más en climas calientes. Su crecimiento medio es de 12 cm por año, aunque este ritmo tiende a disminuir con el paso del tiempo

- Una persona produce cerca de 7,5 m de cabello durante toda su vida.

- La pérdida es normalmente de 30 a 100 cabellos diarios.

- La forma del folículo piloso determina el tipo de cabello: el cabello liso resulta de un folículo perfectamente redondo, mientras que el cabello rizado proviene de uno de forma oval.

- Existen de 80.000 a 150.000 cabellos en la cabeza.

- El verdadero número depende del color del cabello: el cabello rubio es el más fino, pero también el más poblado; el cabello rojo es el más grueso y el menos poblado.

48. CHAMPÚS

Con o sin espuma, los champús sirven, además de dejar el pelo perfectamente limpio, para luchar contra los posibles problemas (caspa, grasa, canas, debilidad...) y para potenciar sus cualidades naturales.

Existen fórmulas para realzar el tono natural del cabello, para conseguir que se vuelva lo más suave posible, para aportarle las proteínas que necesita...

Es aconsejable usar champús suaves y lavar el pelo cuantas veces sea necesario; es más perjudicial que se acumule la grasa y la suciedad que lavarlo frecuentemente.

Los champús de este capítulo están indicados para todo tipo de cabello. Aunque es recomendable usar un champú específico para cada problema, se puede alternar su uso para conseguir otros efectos.

CONSEJOS PARA LAVAR EL PELO CORRECTAMENTE

♦ Si vive en un entorno contaminado, lave su pelo como mínimo en días alternos.

- No use demasiado champú porque elimina los aceites protectores naturales.
- Vierta el champú sobre la palma de la mano y dilúyalo con un poco de agua antes de aplicarlo.
- Aproveche el momento de extender el champú para dar un ligero masaje al cuero cabelludo y al cabello.
- No use agua demasiado caliente.
- Use siempre un acondicionador que aclarará cuidadosamente.

CHAMPÚ PROTEÍNICO DE JABONERA Y NARANJA

- 1/2 litro de infusión de jabonera.
- 2 cucharadas de zumo de naranja.
- 2 yemas de huevo.

Bata las yemas y añada el zumo y la infusión. Envase y guarde en la nevera. Este champú es muy rico para el cabello y lo deja muy sedoso.

CHAMPÚ DE SÁNDALO

- 25 g de raíz de saponaria picada.
- 25 g de flores secas de manzanilla.
- 250 ml de agua caliente.
- 20 gotas de aceite esencial de sándalo.

Ponga la raíz de saponaria y la manzanilla en un bol y vierta agua hirviendo sobre ellas. Remueva bien, tape y deje en infusión toda la noche. Por la mañana, cuele el líquido y añada el aceite de sándalo.

CHAMPÚ DE LAVANDA PARA CABELLO RUBIO

♦ El zumo de dos limones.
♦ 2 cucharaditas de agua de lavanda.
♦ 2 huevos.

Mezcle todos los ingredientes. Aplique en el cuero cabelludo, las raíces y el cabello con las yemas de los dedos. Aclare y repita la operación. Deje que actúe durante 10 o 15 minutos. Aclárese varias veces. Use un acondicionador.

CHAMPÚ DE AGUA DE ROSAS PARA CABELLO MORENO

♦ 2 cucharadas de vinagre.
♦ 2 cucharaditas de agua de rosas.
♦ 2 huevos.

Mezcle todos los ingredientes. Dése un masaje suave por toda la cabeza. Aclare y repita. Esta vez déjelo durante 10 o 15 minutos. Aclárese varias veces el cabello. Termine con un acondicionador.

49. CHAMPÚS PARA CABELLOS GRASOS

A la hora de aplicar el champú procure que el masaje no sea demasiado enérgico porque entonces estimularía las glándulas sebáceas y empeoraría el problema.

Para ayudar a su pelo a librarse del exceso de grasa, puede recurrir a tomar levadura de cerveza diariamente, pues regula la secreción excesiva de grasa.

Lave su pelo tan a menudo como sea necesario, pero aplique el champú una sola vez. También puede añadir un zumo de limón al agua del último aclarado.

Las hierbas que van bien para el pelo graso son: menta piperita, hierbabuena, trocitos de citronela, corteza de hamammelis, corteza de roble blanco, ortiga, corteza de sauce, salvia, cáscara de naranja y hojas de fresa o de frambuesa.

CHAMPÚ DE ROMERO

♦ 20 ml de champú neutro.
♦ 1 yema de huevo.

♦ 5 gotas de aceite de romero.

Mezcle el champú, la yema de huevo y el aceite de romero y bata todo hasta obtener una pasta cremosa. Prepárelo cada vez que vaya a utilizarlo

CHAMPÚ CÍTRICO

♦ Las cáscaras de 1 limón, 1 naranja y 1 pomelo.
♦ 6 cucharadas de jabón duro rallado.
♦ 2 cucharadas de zumo de limón.
♦ 2 cucharadas de zumo de naranja.
♦ 2 cucharadas de zumo de pomelo.
♦ Vinagre de sidra.

Trocee y pinche las cáscaras. Póngalas en agua hirviendo, remueva bien y tape el recipiente. Deje reposar durante 2 horas. Cuélelo y añada el jabón. Sin dejar de remover, manténgalo a fuego lento hasta que se disuelva, añada los zumos y siga removiendo. Déjelo reposar durante 24 horas antes de usarlo y luego agítelo.

Después de usarlo, aclare abundantemente y dése un último aclarado con ocho partes de agua destilada y una de vinagre de sidra. Este champú es muy refrescante y es ideal para el cabello muy graso. Combínelo con un acondicionador nutritivo.

CHAMPÚ DE ARCILLA

♦ 100 g de tierra de batán.
♦ 100 g de aceite de coco.

- ♦ 120 ml de infusión de manzanilla.
- ♦ 2 cucharadas de vinagre de sidra.
- ♦ 10 gotas de aceite esencial de menta.

Este champú se recomienda para eliminar escamas de piel muerta del cuero cabelludo y para absorber el exceso de sebo.

Ponga el aceite de coco en un bol pequeño y mezcle con la tierra de batán en polvo. Mientras tanto, prepare la infusión de manzanilla con 1 cucharada de flores secas de manzanilla y una taza de agua casi hirviendo. Deje reposar 5 minutos y cuélela. Añada a la infusión el vinagre de sidra y mézclelo cuidadosamente con el preparado anterior. Añada las gotas de menta y guárdelo en un tarro grande.

Para su aplicación, frote una pequeña cantidad de la mezcla en el cuero cabelludo y deje actuar durante 5 minutos. Aclare a fondo con abundante agua templada. Aplique después un acondicionador ligero.

50. CHAMPÚS PARA CABELLOS SECOS

Si para ningún tipo de pelo son recomendables los tratamientos demasiado agresivos, mucho menos lo son para el pelo seco.

Procure secar su pelo al aire libre siempre que pueda. Si necesita usar el secador, hágalo a una temperatura baja y no lo aproxime demasiado al pelo.

Intente evitar permanentes, tintes, pinzas de rizar y rulos calientes y no lo cepille o peine en seco.

Así como aplica mascarillas a su rostro, conceda a su cabello una mascarilla semanal que contribuirá a cuidar las puntas y a mejorar notablemente su apariencia general. No olvide el uso del acondicionador en cada lavado.

Procure lavar el pelo cada 4 o 5 días como mucho para que no se reseque demasiado.

Para el pelo seco son ideales las flores de acacia, las flores de saúco, la hoja y raíz de consuelda, el romero, las flores de naranja y la manzanilla.

El aceite de oliva es excelente para el pelo seco. Aplíquelo antes de lavarse el pelo y deje que actúe durante 10 minutos. Luego, proceda normalmente.

Si quiere nutrir su cabello en profundidad deberá aplicar, también con anterioridad al lavado, una mezcla de los siguientes ingredientes: dos yemas de huevo, el zumo de medio limón y unas gotas de coñac o ron. Efectúe un masaje en el cuero cabelludo y deje que actúe durante unos 30 minutos. Lave después el cabello con productos específicos.

CHAMPÚ HIDRATANTE

- ◆ 25 g de raíz de saponaria picada.
- ◆ 500 ml de agua caliente.
- ◆ 25 g de aceite de coco.
- ◆ 15 gotas de aceite esencial de sándalo o pachuli.

Añada la raíz de saponaria picada al agua caliente. Tape y deje en infusión toda la noche. Por la mañana, saque los trocitos de raíz y cuele el líquido. En un cazo pequeño, funda el aceite de coco, añada la decocción de saponaria y agregue las gotas de aceite esencial.

Para su uso, efectúe un ligero masaje con una pequeña cantidad de esta mezcla previamente calentada, y enjuague con abundante agua caliente. Este champú rehidrata suavemente el pelo y el cuero cabelludo.

CHAMPÚ DE AGUACATE

- ◆ 80 ml de champú neutro.
- ◆ 10 ml de aceite de aguacate.
- ◆ 1 yema de huevo.

Ponga el champú y el aceite de aguacate en una fuente y agite con un tenedor hasta que obtenga una pasta cremosa. Este champú se conserva durante seis meses. Cuando vaya a usarlo, mezcle dos cucharaditas de champú con la yema de huevo.

CHAMPÚ DE SAÚCO

- ◆ 1 cucharada de raíz de saponaria en polvo.
- ◆ 1/2 litro de agua hirviendo.
- ◆ 1 cucharada de flores de saúco.

Ponga la raíz de saponaria y las flores de saúco en un bol. Vierta agua hirviendo y deje macerar durante 15 minutos. Cuele y, una vez frío, ya está listo para usar.

51. CHAMPÚS SECOS

Cuando no se dispone de demasiado tiempo, hecho cada vez más frecuente, los champús secos son ideales para dejar el pelo impecable. Funcionan absorbiendo la suciedad, el sebo y los agentes contaminantes, y se pueden emplear con frecuencia sin que haya peligro alguno de dañar o secar el cabello.

Están más indicados para melenas cortas o medias, y para pelos lisos o ligeramente ondulados, pero también son muy efectivos con los cabellos grasos, y para los cabellos secos se pueden utilizar en el caso de que queramos lavar el pelo sin castigarlo tanto, cuando sea necesario lavarlo con una frecuencia mayor que la habitual.

Para casos de auténtica urgencia, envuelva el cepillo con una tela de saco de forma que las púas la atraviesen. Moje con agua de colonia y cepille fuerte hasta que la suciedad quede impregnada en la tela. No se acostumbre a usar este método porque el agua de colonia reseca el pelo.

Cómo aplicar

Coloque la cabeza hacia abajo y cepille el pelo hacia delante. Frote el cuero cabelludo con una pequeña cantidad de mezcla empezando por la base de la nuca y siguiendo hacia delante.

Utilice un cepillo de cerdas naturales para cepillar el pelo a fondo. La mezcla actúa desde las raíces hasta las puntas. Eche la cabeza hacia atrás y cepille para que salgan las restantes partículas del preparado.

CHAMPÚ SECO DE IRIS DE FLORENCIA

- ♦ 25 g deraíz de iris de Florencia en polvo.
- ♦ 25 g de sémola o arroz molido.
- ♦ 10 gotas de aceite esencial de limón.
- ♦ 10 gotas de aceite esencial de nerolí.

Mezcle la raíz de iris de Florencia y la sémola o el arroz molido en un bol grande. Rocíe con las gotas de aceite esencial y remueva bien. Pase la mezcla a un tarro con tapón de rosca.

CHAMPÚ SECO DE ROMERO

- ♦ 15 gotas de aceite de romero.
- ♦ 1/2 taza de avena triturada.

Mezcle el aceite y el polvo de avena. Cuando la avena haya absorbido el aceite, espolvoree bien sobre el pelo y el cuero cabelludo, frotándolos a conciencia.

CHAMPÚ SECO DE SAL

♦ 1 cucharada de sal de cocina (sal gruesa).

Envuelva la sal en un papel de estaño y póngala en el horno entre 5 y 10 minutos. Abra el paquetito y dése un masaje con esta sal presionando las yemas de los dedos contra el pelo y el cuero cabelludo. Cepille como se ha indicado.

CHAMPÚ SECO DE SAL Y LIRIO

♦ 16 cucharadas de sal de cocina.
♦ 1 cucharada de almidón en polvo.
♦ 2 cucharadas de raíz de lirio pulverizada.
♦ 1 cucharada de bicarbonato de soda.

Trabaje los ingredientes con un tenedor hasta que estén bien mezclados. Aplique abundantemente. Al cabo de media hora o más, cepíllese el pelo.

CHAMPÚ SECO DE HARINA DE MAÍZ

♦ 1 cucharada de harina de maíz.

Dése un masaje en el pelo y la cabeza con abundante harina. Deje actuar durante un cuarto de hora o más si tiene el pelo muy graso y cepille a fondo.

164

52. ACONDICIONADORES DEL CABELLO

Los acondicionadores son los productos que darán vida y brillo al cabello. Es recomendable usarlos en cada lavado, y son realmente imprescindibles tras haber pasado una enfermedad o en los meses de verano, cuando el cabello se estropea debido al sol, la sal del mar y el cloro.

Antes del lavado se puede hacer mucho por el pelo. Es el momento de aplicar los acondicionadores más ricos y nutritivos, que normalmente contienen aceite u otras sustancias densas, y que son más difíciles de eliminar con un simple aclarado. Puede optar por usar algunas de las fórmulas que siguen o bien por untar, mediante un suave masaje, aceite tibio de oliva, ricino, coco o linaza.

Para multiplicar los efectos del acondicionador, envuélvase la cabeza en una toalla caliente mientras espera que actúe.

PARA CABELLOS NORMALES

ACONDICIONADOR DE MANZANA

♦ 1 huevo.

♦ 1 cucharada de vinagre de sidra.
♦ 2 cucharadas de aceite vegetal.

Mezcle los ingredientes y caliente al baño María. Aplique y espere 25 minutos. Lave el pelo con normalidad.

PARA CABELLOS SECOS

ACONDICIONADOR DE MAYONESA Y GLICERINA

♦ 2 cucharadas de vinagre de sidra.
♦ 2 cucharadas de glicerina.
♦ 1 cucharada de aceite de oliva.
♦ 1 cucharada de aceite de coco.
♦ 2 huevos.

Ponga todos los ingredientes en un bol. Remueva hasta que estén bien mezclados. Aplique dando un masaje y espere tres cuartos de hora o más. Lave normalmente.

PARA PELO SECO Y CASTIGADO POR TINTES

ACONDICIONADOR INTENSIVO

♦ 1 cucharada de tiras de melaza negra.
♦ 2 yemas de huevo.
♦ 50 ml de aceite de aguacate o de almendras.

Bata enérgicamente la melaza y las yemas de huevo hasta que formen una pasta rígida. Añada el aceite de aguacate o de

almendras y mezcle bien. Aplique al pelo trabajando desde las
puntas hasta las raíces. Lave normalmente.

PARA CABELLOS DÉBILES Y APAGADOS

ACONDICIONADOR DE ACEITES DE RICINO Y AGUACATE

- ♦ 2 cucharadas de aceite de aguacate.
- ♦ 1 cucharada de aceite de ricino.
- ♦ 1 cucharadita de ron.
- ♦ 2 huevos.

Remueva los ingredientes hasta que quede una mezcla ligera y espumosa. Aplique con un suave masaje y deje actuar
durante 20 minutos.

PARA PREVENIR LA PÉRDIDA DE CABELLO Y LA SEBORREA

ACONDICIONADOR DE AJO Y ACEITE DE RICINO

- ♦ 8 cucharadas de aceite de ricino caliente.
- ♦ 8 dientes de ajo grandes.

Pele, trocee y maje el ajo, y añádalo al aceite de ricino. Tape
el recipiente, deje macerar 36 horas, cuélelo y enváselo. Dése un
masaje con los dedos insistiendo en el cuero cabelludo. Mantenga
el producto durante una hora. Lave como suele hacerlo.

53. SUAVIZANTES Y TÓNICOS CAPILARES

Los suavizantes y los tónicos se aplican tras el lavado. En el caso de los primeros es necesario retirar con agua tibia. Aclare abundantemente su pelo y termine, en el último aclarado, con un enjuague adecuado a las características de su pelo. No es necesario enjuagar los tónicos.

PARA REALZAR EL BRILLO Y DAR CUERPO

Este preparado está indicado tanto para cabellos rubios y castaños como para morenos o pelirrojos.

ACONDICIONADOR AL RON

- ♦ 4 cucharadas de ron.
- ♦ 1 huevo.

Bata los ingredientes hasta que se mezclen bien. Aplique con un suave masaje durante varios minutos. Aclare con agua tibia 25 minutos más tarde.

CÓMO PEINARSE MÁS FÁCILMENTE

Después del lavado, aplique un tónico que, además de aportar nutrientes y normalizar la producción de sebo, le facilitará el arreglo del cabello si lo usa con regularidad. No es necesario aclararlos y por tanto, aunque no puedan sustituir al acondicionador normalmente, si que pueden suplirlo si no se dispone del tiempo suficiente para aplicar uno.

TÓNICO DE ORTIGAS

♦ 1 puñado de puntas de ortiga.
♦ 1/2 litro de agua hirviendo.
♦ 1/2 litro de vinagre de vino blanco.

Vierta el agua hirviendo sobre las ortigas, tape el recipiente y deje hervir suavemente durante 15 minutos. Retírelo del fuego y añada el vinagre de vino blanco. Deje reposar durante una hora, fíltrelo y enváselo. Este tónico se indica para todo tipo de cabellos.

TÓNICO DE HIEDRA Y ABEDUL

♦ 8 cucharaditas de hojas secas de abedul.
♦ 2 cucharaditas de hojas secas de hiedra.
♦ 1/2 litro de alcohol etílico de 90°.
♦ 1/2 litro de agua.

Coloque las hojas de abedul y las de hiedra en una botella y vierta el agua hirviendo. Deje reposar durante 8 minutos. En una fuente, deje que se enfríen 50 cl de este extracto y añada el alco hol, removiendo bien. Enváselo y aplique con un ligero masaje. Este tónico es adecuado para cabellos grasos.

TÓNICO DE ACEITE DE RICINO Y CHILES

- ♦ 3 chiles pequeños troceados.
- ♦ 12 cucharadas de alcohol.
- ♦ 9 cucharaditas de aceite de ricino.
- ♦ 6 cucharaditas de ron.

Macere los chiles en alcohol durante cuatro días. Añada el resto de ingredientes, deje reposar durante 24 horas, cuele el líquido y embotéllelo. Este tónico se usa 4 ó 5 veces por semana cuando el cabello es muy seco o 1 ó 2 veces por semana para cabellos normales.

54. ENJUAGUES

En el agua del último aclarado puede añadir infusiones de hierbas, que habrá preparado previamente, para eliminar con mayor facilidad los restos de partículas jabonosas y preparar el pelo para absorber los nutrientes que le proporciona el acondicionador o la mascarilla.

PARA CABELLO NORMAL

ENJUAGUE DE ROMERO Y SALVIA. CABELLO MORENO

- ♦ 2 cucharadas de romero seco.
- ♦ 2 cucharadas de salvia seca.
- ♦ 1 litro de agua hirviendo.
- ♦ 125 cl de vinagre de sidra.

Ponga las hierbas en el agua hirviendo y déles un hervor durante 10 minutos con el recipiente tapado. Retire del fuego y cuele 2 horas más tarde. Añada el vinagre de sidra y envase.

Aplique directamente sobre el cabello y seque después con una toalla. Este preparado da brillo y aviva los colores naturales del cabello castaño u oscuro.

ENJUAGUE DE MANZANILLA. CABELLO RUBIO

♦ 100 g de flores secas de manzanilla.
♦ 500 ml de agua casi hirviendo.

Deje en infusión 30 minutos y utilícela como aclarado final para acentuar el color de su cabello y proporcionarle reflejos.

PARA CABELLOS GRASOS

ENJUAGUE DE MILENRAMA Y CALÉNDULA

♦ 1 puñado de milenrama.
♦ 1 puñado de flores de caléndula.
♦ 1 litro de vinagre de alcohol.

Ponga las flores en un frasco, añada el vinagre y tape. Agítelo varias veces al día durante una semana. Pasado este tiempo, cuele el líquido y retire las flores. Añada un cuarto de litro de este enjuague al agua del último aclarado.

ENJUAGUE DE LIMÓN PARA CABELLOS RUBIOS

♦ La cáscara de 4 limones.
♦ 1 litro de agua.
♦ El zumo de 4 limones.

Ponga la cáscara de limón en el agua hirviendo. Deje hervir 10 minutos. Retire del fuego y deje reposar 2 horas. Cuélelo y añada el zumo de limón. Déjelo reposar 48 horas más. Ponga un cuarto de litro de esta cocción en el agua del último aclarado.

PARA PREVENIR LA CASPA

ENJUAGUE DE MENTA PIPERITA

♦ 4 cucharadas de menta piperita seca.
♦ 1 litro de agua.
♦ 1 litro de vinagre de sidra.

Ponga la menta en un recipiente con el agua. Deje hervir a fuego lento durante 10 minutos. Cuele la infusión una hora más tarde y agregue el vinagre de sidra. Envase y deje pasar 48 horas. Añada un cuarto de litro al agua del último aclarado.

PARA CABELLOS DÉBILES Y ESCASOS

ENJUAGUE DE TILA Y ORTIGAS

♦ 1 puñado de tila.
♦ 1 puñado de puntas de ortiga.
♦ 1 litro de agua.
♦ 1 litro de vinagre de sidra.

Ponga las ortigas y la tila en agua hirviendo y deje que hiervan a fuego lento durante 10 minutos. Dos horas después, cuele la infusión.

55. MASCARILLAS

Se pueden usar una vez a la semana para nutrir el pelo más profundamente. Si el cabello está muy seco o se halla castigado por algún tratamiento de peluquería especialmente agresivo, como tintes o permanentes, se puede recurrir a una mascarilla con una frecuencia de dos veces por semana durante un mes y medio.

Están especialmente indicadas en el caso de que se forme caspa, si el pelo se engrasa demasiado pronto después del lavado, si tiene demasiada electricidad estática o si resulta demasiado rebelde. No abuse de las mascarillas en los cabellos muy finos, ya que se vuelven rebeldes y pierden su forma con gran facilidad.

La mascarilla extiende una película protectora sobre los cabellos que mantiene la cohesión de la capa de escamas.

CÓMO USAR UNA MASCARILLA

Aplique la mascarilla, atendiendo al tipo de pelo, una vez el pelo esté limpio y lo haya secado un poco con una toalla. No frote su pelo ni lo estruje: séquelo apoyando la toalla suavemente en la cabeza y dejando que empape. Extienda por todo el pelo y el cuero cabelludo con un suave masaje. Deje que actúe durante 10 minutos y aclare a fondo con agua tibia.

MASCARILLA PARA CABELLOS NORMALES

MASCARILLA DE MIEL

♦ 1 cucharadita de miel.
♦ 1 cucharadita de tween 80.
♦ 2 cucharadas de aceite de almendras.
♦ 2 cucharaditas de aceite de germen de trigo.

Ponga los aceites, el tween 80 y la miel en un bol y bata bien durante 3 minutos. Aplique inmediatamente.

MASCARILLA PARA CABELLOS SECOS

MASCARILLA DE AGUACATE Y MIEL

♦ 2 cucharadas de aceite de aguacate.
♦ 2 cucharaditas de aceite de germen de maíz.
♦ 2 cucharaditas de aceite de soja.
♦ 2 cucharaditas de miel.

Ponga los aceites y la miel en una fuente, y remueva hasta obtener una pasta cremosa.

MASCARILLA PARA CABELLOS GRASOS

MASCARILLA DE HIERBAS

- 1 cucharadita de hojas de romero.
- 1 cucharadita de hojas de salvia.
- 3 cucharaditas de aceite de soja.
- 3 cucharaditas de aceite de almendras.
- 2 cucharaditas de tween 80.
- 3 cucharaditas de aceite de germen de trigo.

Ponga las hierbas en el interior de una botella de vidrio de cuello ancho y agregue los aceites, que previamente habrá mezclado en una fuente. Procure que cubran las hierbas totalmente. Cierre la botella herméticamente y ponga en un lugar cálido y oscuro. Al cabo de 21 días filtre este macerado y añada tween 80, removiendo hasta obtener un líquido claro.

MASCARILLA PARA CABELLOS REBELDES

MASCARILLA DE YOGUR

- 6 cucharadas de yogur natural.
- 1 huevo.

Mezcle bien los ingredientes en un bol. Extienda por el pelo y el cuero cabelludo dando un masaje y deje actuar por lo menos durante quince minutos. Aclare con abundante agua tibia.

56. TINTES Y COLORANTES

Los tintes vegetales resultan totalmente inocuos para el cabello y, en muchos casos, incluso lo suavizan, hidratan y flexibilizan. La gama es amplísima aunque, evidentemente, resulta difícil conseguir el tono exacto que se desea. Con un poco de paciencia y experiencia, sin embargo, es posible ajustarse a cada gusto particular.

Un pequeño ensayo puede servirle para probar el tono antes de aplicarlo a todo el pelo: experimente con una solución bastante diluida y pruébela en algún mechón de al lado de las orejas. Espere a que se seque. Aumente o reduzca la concentración de la solución en consecuencia. ¡No se olvide de usar guantes de goma!

CÓMO EXPLORAR LAS POSIBILIDADES DE LA HENNA

La henna ha sido valorada por las civilizaciones más antiguas tanto por sus propiedades acondicionadoras como colorantes. Está disponible en varios colores que acentúan y ensalzan los tonos naturales del pelo y que pueden mezclarse entre sí para encontrar el color ideal:

♦ Rojo: resalta el rojo del pelo oscuro y castaño rojizo. Si se aplica sobre pelo rubio o marrón se obtiene desde un color zanahoria hasta un rojo bronce.

♦ Borgoña: este rojo profundo realza el pelo castaño oscuro, castaño o negro.

♦ Marrón: acentúa el color y resalta los tonos marrón y rubio.

♦ Negro: es un colorante profundo que ofrece una tonalidad negro-azulada.

♦ Neutro: es incoloro y un tónico y acondicionador natural.

Ponga en un bol 2 tazas de henna en polvo y 1 taza de agua caliente y mezcle hasta obtener una pasta espesa. Añada una cucharadita de vinagre para ayudar a liberar el tinte. Deje reposar durante una hora. Caliente al baño María y cuando hierva retire otra vez del fuego y deje reposar una hora más.

Aplique la pasta generosamente de la raíz a las puntas. Cubra la cabeza con papel de aluminio y una toalla a modo de turbante. Deje actuar durante una o dos horas. Lave con abundante champú y utilice un enjuague.

CÓMO CONSEGUIR EL MATIZ DESEADO

Además de la henna, la naturaleza ha puesto al servicio de aquellas personas que quieran variar el color de su pelo otras muchas plantas, flores y frutos.

Para obtener reflejos castaños:

Enjuague de alheña. Use este preparado para enjuagues y también como tinte suave. Hierva 2 cucharadas de alheña en polvo en 1/2 litro de agua durante unos 10 minutos. Cuele la mezcla y luego envásela. Lave el cabello y enjuáguelo con esta solución.

Puede que necesite realizar varios enjuagues para obtener el tono deseado.

Para obtener una mata negro-azulada:

Crema de añil y alheña. Mezcle 8 cucharadas de alheña y 22 cucharadas de hojas de añil machacadas con agua hirviendo, de modo que forme una pasta homogénea. Cuando se enfríe, añada una yema de huevo. Dése un masaje con aceite de trigo en el cabello y en el cuero cabelludo y aplique la crema uniformemente. Deje actuar durante una o dos horas. Si no consigue la intensidad deseada, reduzca la cantidad de alheña y deje la crema más tiempo.

Para aclarar el cabello:

Crema de manzanilla. Haga una infusión con 5 cucharadas de manzanilla y 400 cl de agua destilada. Cuando se enfríe, cuele un cuarto de litro y mézclelo con 8 cucharadas de caolín en polvo y la yema de un huevo. Aplique en el pelo y retire con agua tibia entre 20 y 50 minutos más tarde. Si desea aclarar aún más el pelo, repita el proceso.

57. LOS OJOS

Son la parte más expresiva del rostro y la que llama primero la atención. Unos ojos bellos son vivaces, claros y brillantes y no deben presentar bolsas o hinchazón de los párpados ni estar enrojecidos, tirantes o con apariencia fatigada.

Es importante cuidarlos, no sólo para mejorar la belleza del rostro, sino porque de nuestros sentidos, es el que más información nos da sobre el entorno.

ALIMENTACIÓN

El primer requisito para unos ojos saludables es aportar al organismo la suficiente cantidad de vitaminas A, B y C. Para aliviar la tensión y la fatiga oculares son especialmente beneficiosas algunas hortalizas y verduras como la zanahoria, el apio, el perejil, la espinaca y la escarola, que puede consumir en ensaladas o combinándolas en zumos.

La vitamina A es la que está más relacionada con una buena vista. Además de en las zanahorias, naranjas, verduras y frutas amarillas, se encuentra en la mantequilla, en la margarina y en el aceite de pescado.

Esta vitamina es muy importante para quienes fuerzan mucho sus ojos, ya sea ante el ordenador, leyendo o escribiendo.

CUIDADOS ESENCIALES

La mejor receta para tener unos ojos sanos y bellos es dormir lo suficiente. Cuando las horas de sueño son escasas, los ojos aparecen hinchados, fatigados y enrojecidos.

Procure leer y escribir con mucha luz, preferiblemente procedente de detrás o de encima, nunca frontal. De esta manera evitará forzar la vista y sus ojos estarán más descansados.

Si por su trabajo necesita usar mucho los ojos, procure descansarlos varias veces durante el día. Cubra los ojos con las palmas de las manos de modo que elimine la luz. Mantenga los ojos cubiertos, aunque abiertos, durante cinco minutos.

Cuidar correctamente los ojos implica también ejercitarlos como haría con el resto del cuerpo. La gimnasia ocular, aparte de embellecer los ojos, también mejora la visión de forma notable ya que los músculos oculares, al igual que los del resto del cuerpo, están en mejores condiciones si hacen ejercicio.

CÓMO CUIDAR EL CONTORNO

No maltrate sus ojos innecesariamente: desmaquíllelos cada noche con un producto adecuado y utilice compresas o algodones impregnados en lociones oculares descongestivas siempre que pueda. Un buen momento es cuando aplica una mascarilla en el rostro.

Utilice cremas o geles de contorno de ojos cada noche. Si debe exponer sus ojos al viento o al sol, utilícelas también durante el día.

DESCANSO OCULAR

La técnica más sencilla para descansar y relajar los ojos se llama alming. Apague la luz, siéntese en un sofá y eche la cabeza hacia atrás. Coloque las palmas de las manos sobre los ojos cerrados y calce el saliente de cada ojo en el hueco de la mano. Tras unos minutos, ahueque las manos y póngalas en forma de concha. A continuación, abra los ojos y pasee la mirada en la oscuridad.

BAÑO DE OJOS PARA VISTA CANSADA

- ♦ Un recipiente amplio.
- ♦ Agua caliente.
- ♦ 1 cucharada de manzanilla.

Realice una infusión con la manzanilla y viértala en el recipiente lleno de agua caliente. Introduzca el rostro y abra los ojos dentro del agua. Puede repetir 2 ó 3 veces al día, incluso sin la manzanilla. Resérvelo para cuando sea imprescindible.

---

58. PESTAÑAS Y CEJAS

Unas pestañas espesas son el marco más bello para unos ojos, mientras que las cejas constituyen sus signos expresivos.

Cuidarlas incrementa la belleza de los ojos y también previene posibles problemas oculares, ya que cumplen una función primordial: salvaguardar los ojos del polvo y la suciedad y protegerlos del propio sudor o de cualquier agente irritante.

CÓMO CONSEGUIR UNAS PESTAÑAS LARGAS Y ESPESAS

Además de los trucos de maquillaje, indispensables para disimular cualquier carencia, conviene cuidar las pestañas. Ante todo, hay que protegerlas de la acción del mismo maquillaje, que se puede convertir en su peor enemigo si no lo elimina bien cada noche.

Si no se desmaquilla, las pestañas tenderán a partirse y no se oxigenarán correctamente, por lo que se volverán más débiles y escasas.

Si tiene las pestañas tiesas y no puede rizarlas ni con un rizador, puede usar el siguiente truco: aplique un poco de laca en el dedo índice y, con los ojos cerrados, páselo por las pestañas; rícelas y aplique, inmediatamente y también con los ojos cerrados, polvos traslúcidos. No abuse de este truco y realícelo con sumo cuidado.

Para fortalecer las pestañas, frótelas cada día con aceite de oliva. Igualmente puede emplear el siguiente preparado.

LOCIÓN DE ACEITE DE RICINO Y RON

♦ 3 cucharaditas de aceite de ricino.
♦ 1 cucharadita de ron.

Mezcle ambos ingredientes. Aplique la loción resultante con la ayuda de un bastoncito de algodón, procurando que no entre en los ojos.

CÓMO CONSEGUIR UNAS CEJAS BELLAS

Actualmente los cánones de belleza piden unas cejas abundantes y con forma natural. Cuando depile sus cejas elimine sólo el vello de la parte inferior, el de los extremos y el de la zona situada entre ambas. Depile las cejas mejor después de un baño porque, al estar la piel caliente y con los poros abiertos, minimizará los enrojecimientos. Tire de los pelos siempre en la dirección en que crecen. Termine la depilación aplicando un tónico suave para aliviar cualquier irritación.

Unas cejas correctamente formadas deben empezar en la esquina interior del ojo, y debe coincidir la parte superior de la curva sobre el borde exterior del iris. Los actuales cánones de estética también indican que se ha de poder trazar una línea de unión entre el final de las cejas, el rabillo externo del ojo y las aletas de la nariz.

De todas formas, son mucho más atractivas unas cejas naturales que aquellas que, por ceñirse a la moda, se han depilado en exceso y se ha alterado totalmente su forma.

LOCIÓN DE NOGAL PARA FORTALECER LAS CEJAS

♦ 1 cucharadita de hojas de nogal.
♦ 1 taza de agua.
♦ 2 gotas de sulfato de quinina.

Prepare le infusión de hojas de nogal. Cuando esté tibia, añada el sulfato de quinina. Cepille cada día las cejas con este preparado.

59. CUIDADO DE LOS LABIOS

Los labios son muy delicados y sensibles. Si va a darles el sol, tanto en la playa como en la nieve, use un lápiz de labios con un factor de protección alto.

Evite los malos hábitos como estirar las pieles de los labios resecos o mojarlos continuamente con la lengua, ya que es la mejor forma de agrietarlos.

Hidrátelos abundantemente con un brillo de labios o un protector labial y procure que sean suaves y blandos. Un remedio muy sencillo para evitar la sequedad es aplicar un poco de miel que dejará actuar todo el tiempo que pueda. Aclare con agua templada y póngase un poco de crema de coco.

Cuando sus labios estén agrietados y resecos, aplique una crema exfoliante suave para retirar la piel muerta. Aplique después una crema hidratante.

Lave bien los labios después de consumir alimentos ácidos o salados que pueden irritar la piel, como zumo de naranja, limón o pipas de girasol.

ALIMENTACIÓN

Consuma vitamina C y vitamina E. La primera se encuentra, sobre todo, en los cítricos, como el limón, la naranja y la mandarina, pero también en las patatas y las grosellas negras. La segunda se ingiere consumiendo cereales, aceites vegetales, huevos y mandarina. Protege los tejidos orgánicos y favorece la circulación sanguínea.

ALGUNOS TRUCOS PARA UNOS LABIOS DE PELÍCULA

- ♦ Aplique un protector en la zona lateral de los labios, ya que también es especialmente sensible a los elementos.
- ♦ Para nutrir sus labios, frótelos con una rodaja de aguacate.
- ♦ Tenga en su mesita de noche una barra protectora labial o un bote de vaselina. Por muy despistada que sea, seguro que se acordará de usarlo antes de apagar la luz.
- ♦ Dése un suave masaje circular con un cepillo de dientes de cerdas muy flexibles.
- ♦ Estimule los músculos con un ejercicio muy sencillo que evitará descolgamientos y flacidez: frunza los labios formando una pequeña letra O. Practique a continuación una sonrisa amplísima y luego vuelva a la O. Repita varias veces el ejercicio.

BRILLOS DE LABIOS

Puede elaborar un abrillantador muy suave mezclando 9 cucharadas de lanolina con 1 cucharada de aceite de ricino. Agregue una cucharada de aceite de lavanda para aromatizar.

PROTECTORES LABIALES

Para curar los labios abiertos, aplique cada noche un bálsamo de miel que puede preparar mezclando 2 cucharadas de miel líquida con 5 gotas de agua de lavanda.

CREMA DE ACEITE DE COCO

♦ 1 cucharadita de aceite de coco.
♦ 1/2 cucharadita de manteca de cacao.
♦ 1/2 cucharadita de aceite de calabaza.

Es ideal para suavizar los labios resecos. Derrita la manteca de cacao al baño María y agregue los aceites, removiendo bien. Cuando aún esté caliente, vierta en un molde pequeño y resistente al calor.

---

60. LAS MANOS

Junto con la cara, las manos son las partes de nuestro cuerpo que más sufren las inclemencias del tiempo. Se agrietan con el frío, se marchitan con la polución y se llenan de manchas de edad por la prolongada exposición al sol durante toda nuestra vida.

Por si fuera poco, también están expuestas a otros agentes muy agresivos: productos de limpieza, detergentes, agua, productos químicos que usamos en el trabajo... Acostúmbrese a usar guantes de goma cuando lave los platos o manipule otros productos. Su piel se lo agradecerá. Asimismo, emplee guantes de lana en invierno para evitar los sabañones y las antiestéticas grietas.

No se exceda con el agua y el jabón. Lavar demasiado las manos priva a la piel de grasas y humedad y produce sequedad y grietas. Use siempre un jabón suave o neutro.

ALGUNOS TRUCOS INSTANTÁNEOS

♦ Si la piel de sus manos se agrieta báñelas en agua de apio tibia que obtendrá sumergiendo un manojo de apios en agua hirviendo durante 3 minutos. Seque bien y aplique una buena crema hidratante.

♦ Un peeling natural, que también suaviza las manos y estimula la circulación, se puede realizar mezclando un poco de su crema habitual con una cucharadita de azúcar. Masajee sus manos hasta que el azúcar quede prácticamente disuelto. Lave las manos con agua tibia, séquelas bien y aplique su crema habitual.

♦ Para blanquearlas, masajéelas suavemente con zumo de limón. También es útil para hacer desaparecer las manchas de nicotina.

LIMPIADORES PARA LAS MANOS

Para que sus manos queden limpias y suaves, coloque un poco de harina de avena en la palma de la mano y añada leche hasta formar una pasta. Realice friegas en las manos durante unos minutos. Enjuague con agua tibia.

CREMA ESPUMOSA DE JABÓN

♦ 20 ml de aceite de almendras.
♦ 10 ml de aceite de soja.
♦ 2 cucharadas de jabón de plata.
♦ 3 ml de aceite de espliego.

Ponga el aceite de almendras, el de soja y el jabón en un recipiente y remueva durante 5 minutos. Añada el aceite de espliego y bata durante un par de minutos más. Guarde en un recipiente dosificador. Resulta muy adecuado para lavar las manos sin resecarlas y tiene un efecto hidratante y suavizante.

CREMA PROTECTORA

Aplíquela antes de realizar determinadas labores domésticas como regar plantas y lavar platos (aunque use guantes). Es resistente al agua y puede aromatizarla con su aceite esencial preferido: lavanda, limón, nerolí, jazmín, rosas... Si desea un olor más masculino perfume con aceite de sándalo o cedro.

CREMA PROTECTORA AL ACEITE DE RICINO Y ALMENDRAS

- ♦ 10 g de trocitos de cera de abejas.
- ♦ 25 g de manteca de cacao.
- ♦ 4 cucharadas de aceite de almendras.
- ♦ 1 cucharada de aceite de ricino.
- ♦ 15 gotas de aceite esencial de lavanda o su aroma preferido.

Deshaga al baño María la cera de abejas y la manteca de cacao. Retire del fuego y añada el aceite de almendras y el de ricino. Deje enfriar y agregue el aceite esencial. Vierta la mezcla en tarros con tapa de rosca.

---

61. CREMAS SUAVIZANTES, HIDRATANTES

Y NUTRITIVAS

El lavado frecuente de las manos las reseca y agrieta, sobre todo si no se secan bien, pero también daña la capa ácida protectora de la piel.

Después de cada lavado aplique una loción de frutas que restaurará el equilibrio ácido de la piel y le proporcionará unas manos claras y bien cuidadas. Mezcle 3 cucharadas de agua de rosas, 3 cucharadas de glicerina, 3 cucharadas de alcohol, 1 cucharada de zumo de limón, 1 cucharada de zumo de naranja y 1 cucharada de vinagre de sidra.

CREMAS SUAVIZANTES

Un remedio que puede realizar con ingredientes que siempre están presentes en la cocina es una pasta suavizante de patata y miel. Aplaste una patata cocida y mézclela con 2 cucharadas de leche y 2 cucharadas de miel. Aplique la pasta sobre las manos mediante un ligero masaje y aclare con agua tibia pasada media hora.

Una mascarilla intensiva que puede usar varias veces por semana consiste en aplastar la pulpa de un aguacate y mezclarla con la yema de un huevo y un poco de zumo de limón. También puede usar esta mascarilla para los brazos.

Si quiere prolongar el efecto suavizante, opte por una crema que no haga falta aclarar.

CREMA SUAVIZANTE AL ACEITE DE ALMENDRAS

- ♦ 2 cucharadas de aceite de almendras.
- ♦ 2 cucharadas de manteca de cacao.
- ♦ 2 cucharadas de cera de abeja rallada.

Funda al baño María la cera y la manteca de cacao. Agregue el aceite y remueva hasta lograr la consistencia de una crema.

CREMAS HIDRATANTES

Cuando las manos aparecen resecas es necesario aplicar una crema hidratante. Las pieles sensibles encontrarán alivio con una crema de harina de maíz: caliente al baño María 2 cucharadas de glicerina y añada poco a poco 2 cucharadas de harina de maíz hasta formar una pasta uniforme. Agregue, gota a gota, 1/4 de litro de agua de rosas hasta conseguir una consistencia firme y cremosa.

CREMA HIDRATANTE DE ROSAS

- ♦ 4 cucharadas de agua de rosas.
- ♦ 4 cucharadas de aceite de almendras.
- ♦ 1 cucharadita de cera de abeja rallada.
- ♦ 1/2 cucharadita de miel.

Esta receta sirve para todo tipo de pieles. Caliente al baño María la cera, el aceite y la miel hasta que esté bien derretido. Retire del fuego, vierta el agua de rosas y siga removiendo hasta que la crema se enfríe un poco.

CREMAS Y ACEITES NUTRITIVOS

Una fórmula muy sencilla y efectiva es mezclar 2 cucharadas de avena triturada con 1 cucharada de miel y 1 yema de huevo batida.

ACEITE DE NOCHE SUPERNUTRITIVO

- ♦ 1 cucharadita de miel ligera.
- ♦ 2 cucharadas de aceite de oliva.
- ♦ 1 cucharada de aceite de sésamo.
- ♦ 1 cucharada de aceite de almendras.
- ♦ 1/2 cucharada de glicerina.

Caliente la miel al baño María y añada los aceites y la glicerina. Remueva varios minutos hasta que se mezcle bien. Aplíquelo antes de acostarse en las manos deshidratadas, y cúbralas con unos viejos guantes de algodón.

62. PROBLEMAS ESPECÍFICOS DE LAS MANOS

En invierno, cuando las manos sufren más los rigores del tiempo, no es raro que se agrieten o se vuelvan ásperas, sobre todo porque no solemos recordar los cuidados más elementales.

Si sus manos tienen una apariencia reseca, están ásperas y su piel parece sin vida o, incluso, presentan grietas, es el momento de optar por un remedio de urgencia.

CÓMO TRATAR LAS MANOS ABANDONADAS

Si ha abandonado sus manos durante mucho tiempo, use piedra pómez bien enjabonada para frotar cualquier zona áspera de la piel. Para abrir los poros y estimular la circulación, enjabónese las manos con una mezcla a partes iguales de sales de Epsom y suavizador de agua disueltos en agua caliente. Termine con una crema hidratante que aplicará con un suave masaje. Repita todos los días este procedimiento hasta que las manos recuperen su aspecto saludable.

Una vez a la semana, remoje sus manos entre 5 y 30 minutos en aceite tibio de oliva o almendra antes de efectuar el tratamiento diario. El aceite es también muy bueno para las uñas. Trate sus manos al menos dos veces por semana, aunque no estén demasiado resecas, con una crema muy rica e hidratante.

CÓMO CURAR LAS MANOS RESECAS Y AGRIETADAS

Con un poco de paciencia, da resultados excelentes una compresa empapada en una infusión de los siguientes vegetales: hinojo, pétalos de caléndulas, milenrama, manzanilla, pie de león, malva y consuelda.

Puede elaborar una crema muy efectiva con 2 cucharadas de jugo de pepino, 3 cucharadas de manteca de cacao y 2 cucharadas de aceite de almendras dulces. Para ello, funda al baño María la manteca de cacao. Añada el aceite de almendras y el zumo de pepino. Remueva continuamente hasta que quede bien mezclado. Deje enfriar en la nevera y aplique con un ligero masaje.

LOCIÓN DE SALVADO

♦ 1 tacita de salvado en copos.
♦ 4 cucharadas de vinagre de sidra.
♦ 1/2 litro de agua hirviendo.

Coloque el salvado en un recipiente resistente y vierta por encima el agua hirviendo. Tápelo y espere 12 horas. Pasado este tiempo, cuele la infusión y agregue el vinagre de sidra. Aplique esta loción varias veces al día, efectuando un masaje en las manos hasta que estén casi secas.

REMEDIOS CONTRA LOS SABAÑONES

Los sabañones son hinchazones de color amoratado que se producen con el frío cuando la circulación de la sangre es deficiente. Mejoran rápidamente cuando se activa la circulación alternando baños calientes y fríos. Mantenga sumergidas las manos 2 minutos en agua fría y 1 minuto en agua caliente. Repita el proceso durante media hora.

Aumentará su efectividad si añade al agua una infusión a base de las siguientes hierbas: árnica, caléndula, manzanilla o corteza de encina.

Use siempre guantes en invierno, y no caliente sus manos al fuego cuando las tenga heladas.

CREMA CONTRA LOS SABAÑONES

- ♦ 3 cucharadas de lanolina.
- ♦ 3 cucharadas de vaselina.
- ♦ 3 cucharadas de agua de rosas.
- ♦ 1/2 cucharadita de alcohol etílico.

Derrita la lanolina al baño María y añada poco a poco la vaselina, batiendo constantemente. Añada el agua de rosas. Deje enfriar la crema en la nevera antes de usarla.

63. LAS UÑAS

Unas uñas cuidadas, sean largas o cortas, embellecen las manos y contribuyen a crear un buen efecto en los interlocutores. Por el contrario, unas uñas descuidadas hablan mal de la persona y pueden echar a perder la más atractiva de las apariencias.

Cuide sus uñas a la vez que cuida sus manos. Si usa esmalte de uñas, descanse de cuando en cuando, ya que tiene un efecto desecante. Antes de aplicar el color, proteja sus uñas con una capa de esmalte transparente.

ALIMENTACIÓN

Si desea mantener las uñas hermosas y sanas lleve una alimentación variada y equilibrada y consuma regularmente los siguientes alimentos: productos integrales; leche y productos lácteos; verdura, zanahorias, pimientos y aguacates; derivados de la soja; levadura; aceites vegetales y huevos.

MANICURA

Hágase la manicura una vez a la semana. Utilice una lima de cartón esmerilado, que es más suave que las metálicas, para redondearlas. Lime en una dirección desde los lados al centro para evitar formar escamas, y déles una forma redondeada.

Mantenga durante unos minutos las uñas en agua jabonosa. Limpie debajo de las uñas con un palito de naranjo envuelto en algodón en rama y, con otro palito de naranjo, dé forma a las cutículas.

Use una crema nutritiva para las cutículas que las suavizará y evitará que se rompan y se descamen, curará las pequeñas irritaciones en la piel y prevendrá infecciones.

CREMA PARA LAS CUTÍCULAS

- ♦ 10 g de trocitos de cera de abejas.
- ♦ 4 cucharadas de aceite de almendras
- ♦ 5 gotas de aceite esencial de lavanda.
- ♦ 10 gotas de aceite esencial de nerolí.

Ponga al baño María los trocitos de cera de abejas y el aceite de almendras hasta que se mezclen completamente. Remueva bien, retire del fuego y deje enfriar ligeramente. Agregue los aceites.

FORTALEZCA LAS UÑAS

Para actuar desde el mismo interior del cuerpo puede ingerir el siguiente preparado natural. Mezcle el zumo de 100 g de pepino con 1 cucharada de harina de avena. Añada un poco de agua si queda demasiado espeso. Tome este preparado una vez al día antes de acostarse.

Para fortalecerlas desde el exterior, utilice vinagre de sidra. Sumerja las uñas en él, inmediatamente antes de acostarse, durante una o dos semanas. Los resultados son casi milagrosos.

ACEITE PROTEÍNICO

- ♦ 1 yema de huevo.
- ♦ 2 cucharaditas de sal marina.
- ♦ 2 cucharaditas de aceite de ricino.
- ♦ 1 cucharadita de miel líquida.
- ♦ 1 cucharadita de aceite de germen de trigo.

Haga una mezcla con los ingredientes, agítela bien y envásela en un frasco limpio de esmalte para uñas. Aplique como si se pintara las uñas con una frecuencia de 2 ó 3 veces por semana.

CONTRA LAS UÑAS MANCHADAS Y RUGOSAS

Si las uñas presentan rugosidades o están manchadas por la nicotina, frótelas con azúcar en polvo al que añadirá unas gotas de zumo de limón. Frote las uñas con la pasta durante unos minutos. Enjuague con agua caliente y aplique crema en las manos. También puede usar esta pasta para suavizar las manos y aclararlas.

64. CUIDADO DE LOS PIES

Soportan todo el peso del cuerpo y lo transportan durante toda la vida. A cambio, los ahogamos con calcetines sintéticos y, lo que es peor, los apretamos y constreñimos con zapatos puntiagudos, estrechos o con tacón demasiado alto.

Elija sus zapatos pensando en su comodidad, no en la moda. El mejor momento del día para comprar los zapatos es a última hora de la tarde, cuando los pies están más dilatados. El calzado debe servir bien de apoyo al arco del pie y ha de dejar suficiente espacio para los dedos, mientras que tiene que ajustar en el talón y en el empeine.

Los zapatos que aprietan demasiado o que ajustan mal son los causantes de la mayoría de los problemas de los pies.

CONSEJOS GENERALES

♦ Procure andar descalza, sobre todo por la arena de la playa, césped... Haga sus ejercicios de gimnasia descalza.
♦ Lleve siempre medias y calcetines de fibras naturales.

- ♦ En verano, use preferentemente sandalias que mantengan el pie descubierto.
- ♦ Tome un baño de pies semanalmente.
- ♦ Cámbiese de zapatos varias veces al día, alternando diferentes alturas de tacón.

BAÑOS DE PIES

Reblandezca sus pies en agua caliente de 5 a 10 minutos. Agregue al agua una infusión de flores de lavanda, salvia y romero para relajarlos y tonificarlos y prevenir el exceso de sudor. Añada al pediluvio unas gotas de aceite de hisopo para reconfortar sus pies y calentarlos. También es un antibiótico natural.

Otra opción es añadir al agua caliente unas gotas de aceite de pachuli, que es un eficaz antifúngico y además tiene efectos calmantes y fortificantes. También puede aprovechar para tomar un baño de pies terapéutico, que prolongará de 15 a 20 minutos.

- ♦ Para estimular la circulación sanguínea, debe alternar baños de pies de agua fría (1 minuto) y agua caliente (2 minutos). Añada a este baño unas gotas de aceite de limón y de hierbabuena.
- ♦ Para aliviar la tos y los resfriados y prevenir los sabañones añada al agua caliente 2 cucharaditas de mostaza inglesa.
- ♦ Para prevenir la gripe añada al agua caliente 2 cucharaditas de raíz de jengibre recién rallada.
- ♦ Para aliviar dolores de cabeza e insomnio sumerja los pies en agua fría durante todo el tiempo que le sea posible.

LA PEDICURA

Después del baño, elimine las pieles endurecidas del pulgar o del talón con ayuda de una escofina o de una cuchilla especial. En las zonas en que las callosidades no son tan importantes emplee una piedra pómez humedecida.

Corte las uñas rectas para evitar que se encarnen y límelas con una lima fina. Aplique un quitacutículas con un palito de naranjo y retire las cutículas con cuidado.

Termine el proceso con un suave masaje con crema de azahar para masaje (véase capítulo «Ejercicios para las manos»), una crema hidratante o un aceite corporal. Extienda el producto por el empeine y la planta del pie con friegas enérgicas, y por cada uno de los dedos, frotándolos con firmeza, aunque con suavidad. Masajee también el espacio que hay entre cada dedo e insista en todos los huesecillo e intersticios. Pase los nudillos con insistencia por la planta del pie, sobre todo en el arco. Acabe dando suaves golpecitos a la planta de cada pie con el borde del pie contrario.

65. LAS PIERNAS

Para lucir unas piernas bonitas son fundamentales el ejercicio, una alimentación sana y los masajes. Olvídese de cruzar las piernas.

El movimiento facilita la circulación y, por tanto, mantiene en excelentes condiciones la piel y previene la aparición de venitas, varices y celulitis. Para evitar su aparición, no vista prendas ajustadas, huya de toda fuente de calor, evite el estreñimiento y luche contra la obesidad.

REAFIRMAR LOS TEJIDOS

Aléjese de la vida sedentaria: ande todo lo que pueda y despídase del ascensor. Subir escaleras, sobre todo si lo hace apoyándose en las puntas de los pies, es excelente para las pantorrillas y los muslos.

Reafirme su piel en la ducha dirigiendo un chorro de agua fría hacia las piernas con movimientos circulares y ascendentes.

Por último, baile. Constituye un buen ejercicio para tonificar las piernas y endurecer sus músculos, así como para afinarlas.

Contra las contusiones y cardenales

Licúe 50 g de perejil y 50 g de repollo y aplique en la zona afectada, mediante un suave masaje, una vez al día. Es preferible que lo
haga por la noche y que lo deje secar antes de acostarse.

Contra el estreñimiento

Mezcle 50 g de leche de almendras con un zumo realizado con 250 g
de espinacas. Tómelo una vez al día, siempre en ayunas.

El masaje

La piel de las piernas se reseca con facilidad porque no abundan las
glándulas sebáceas y tiende a formar escamas. Estimule la circulación y la segregación de sebo mediante un masaje con un cepillo o
un guante de crin. Haga friegas realizando movimientos circulares
de abajo arriba.

Las piernas también necesitan un peeling para recuperar su textura suave. Utilícelo antes de la ducha. Después de la ducha o baño,
aplique leche o emulsión corporal en las piernas.

EXFOLIANTE SUAVIZANTE

- ♦ 2 cucharadas de aceite de semillas de uva.
- ♦ 5 gotas de aceite esencial de enebro.
- ♦ 2 gotas de aceite esencial de limón.
- ♦ 75 g de harina de maíz.

Mezcle el aceite de semillas de uva con los aceites esenciales y agite bien. Vierta la mezcla sobre la harina de maíz y

---

remueva hasta formar una pasta arenosa. Aplique sobre la piel húmeda de las piernas con movimientos decididos y circulares en dirección ascendente. Use un guante de crin.

ACEITE REHIDRATANTE

- ♦ 3 cucharadas de aceite de aguacate.
- ♦ 3 cucharadas de aceite de almendras.
- ♦ 2 cucharaditas de aceite de germen de trigo.
- ♦ 5 gotas de aceite esencial de manzanilla
- ♦ 5 gotas de aceite esencial de geranio.

Mezcle todos los aceites en un tarro con tapón de rosca. Agite bien antes de usar.

66. CUIDADO DE LOS SENOS

Lo principal para tener un pecho firme y terso es fortalecer la musculatura pectoral, así como hidratar y nutrir convenientemente la piel.

Bastan 5 minutos al día para mantener bellos los senos, ya que lo más importante es prevenir. Cuando los músculos se atrofian, no pueden sostener erguidos los pechos y, entonces, es prácticamente inútil cualquier terapia natural como masajes, ejercicios, cosméticos...

ALIMENTACIÓN

Consuma todo tipo de verduras, fruta y zumos naturales, además de cereales integrales, quesos y lácteos con bajo contenido en materia grasa y patatas hervidas o al vapor. Mejore, en definitiva, sus hábitos alimentarios:

1. Coma sólo cuando tenga hambre.
2. No coma entre horas.

3. Coma hasta sentirse saciada, pero sin llenarse.
4. Mastique bien los alimentos y disfrute de la comida.
5. No coma por aburrimiento o por hacer algo.
6. Gánese las comidas haciendo ejercicio.
7. Renuncie alguna vez a una comida, especialmente si no ha realizado ejercicio; coma una o dos piezas de fruta.
8. Tome menos alimentos ricos en grasa.
9. Beba abundantes líquidos.
10. Disminuya el consumo de azúcar y bollería, especias picantes y salsas preparadas, frituras, embutidos y carnes ahumadas, frutos secos, quesos azules o muy grasos y refrescos gaseosos.

PARA ELIMINAR LAS CÉLULAS MUERTAS

Realice un cepillado suave antes de ducharse. Dése un ligero masaje con un cepillo o un guante de crin, cepillando desde fuera hacia dentro, y excluya los pezones. Este masaje, además de eliminar la piel muerta, estimula la circulación sanguínea.

Cada dos semanas, refuerce el efecto mediante un peeling que puede preparar usted misma mezclando 1 taza de sales marinas con un poco de leche.

Otra opción consiste en formar una pasta con 25 g de harina de avena molida, 25 g de almendras molidas finas y 1 cucharada de aceite de almendras. Frote suavemente los senos y la piel del escote, y aclare con abundante agua tibia.

IRRIGACIÓN

Después de la ducha cotidiana, irrigue sus senos con agua fría, de abajo arriba y en círculo.

Las duchas alternas de agua fría y agua caliente son también muy eficaces para fortalecer los tejidos.

2 ó 3 veces por semana, frote bien los senos con cubitos de hielo durante 1 minuto para proporcionarles tersura y estimular la circulación.

LUBRICACIÓN

Después de la ducha, y con el pecho perfectamente seco, aplique una loción corporal con un suave masaje.

ACEITE DE ALBARICOQUE Y CANELA

♦ 8 cucharadas de aceite de albaricoque.
♦ 3 gotas de aceite de canela.

Constituye un eficaz hidratante corporal con un aroma especial. Es, asimismo, muy eficaz para tratar las zonas más secas de la piel, especialmente la delicada zona de los senos.

Ponga los ingredientes en un frasco, ciérrelo bien y agítelo para que se mezclen.

---

67. EJERCICIOS PARA FORTALECER

LOS SENOS

El mejor ejercicio para los senos es nadar, sobre todo en estilo espalda o crol. Cuando no disponga de tiempo, puede hacer esta sencilla tabla de gimnasia, y al llevar una temporada puede pasar, si lo desea, al programa avanzado.

EJERCICIOS BÁSICOS

1. Con el cuerpo bien erguido y apoyado contra la pared, doble los codos de forma que las manos enlazadas queden a la altura del mentón. Apriete las palmas la una contra la otra. Repita 20 veces.

2. En la misma posición, pero con los brazos extendidos a lo largo del cuerpo, agarre una toalla por los dos extremos. Levante los brazos y tire con fuerza de la toalla como si quisiera romperla. Realice el movimiento a la inversa. Repita 20 veces.

3. Sostenga los puños cerrados frente a la cara y flexione los codos de forma que los dos antebrazos se toquen. Abra los brazos con fuerza. Repita 20 veces.

4. Con la espalda recta, cruce los brazos delante del cuerpo, flexionando ligeramente los codos. Estírelos un poco a la vez que contrae los pectorales. Repita 20 veces.

5. Colóquese de cuclillas con las rodillas y los pies juntos. Apóyese en las puntas de los pies. Mantenga los brazos hacia delante y dirigidos al suelo y sostenga una pelota. Levántese a la vez que alza la pelota por encima de la cabeza y hacia atrás todo lo que pueda. Vuelva a la posición inicial y repita 10 veces.

PROGRAMA AVANZADO

Flexiones de pecho

1. Colóquese a gatas sobre una esterilla.
2. Separe los brazos y apóyelos en el suelo de forma que sobrepasen la anchura de los hombros. Mantenga el vientre contraído.
3. Inspire, doble los codos e incline lentamente el torso hasta que toque el suelo con la nariz.
4. Espire y estire los brazos para volver a la posición inicial. Repita 5 veces.

Remo con mancuerna

1. Inclínese y coloque la mano sobre una silla. Mantenga la espalda recta.
2. Alargue el brazo hacia el suelo sosteniendo la mancuerna.
3. Levante con firmeza la mancuerna como si estuviera arrancando una motosierra.
4. Baje hasta recuperar la posición inicial. Repita otra vez y luego realice el ejercicio con el otro brazo.

Elevaciones laterales

1. De pie, separe las piernas, estire la espalda y relaje los hombros.
2. Coja una mancuerna con cada mano y colóquelas en el centro a la altura del pubis. Mantenga los codos ligeramente flexionados.
3. Levante los brazos a ambos lados.
4. Siga subiendo lentamente los brazos hasta la altura de la cabeza. Bájelos lentamente hasta recuperar la posición inicial. Repita el ejercicio 5 veces.

Aperturas laterales

1. Tiéndase en el suelo boca arriba sobre una colchoneta. Proteja la zona lumbar con un cojín.
2. Coja una mancuerna con cada mano. Ponga las palmas una frente a la otra y estire los brazos hacia arriba, por encima del pecho, con los codos ligeramente doblados.
3. Baje los brazos lentamente hasta tocar el suelo. Repita 10 veces.

68. HIDRATACIÓN, NUTRICIÓN
Y REVITALIZACIÓN DE LOS SENOS

La piel del pecho es muy delicada, más incluso que la de la cara. Para conservarla en perfecto estado es necesario hidratarla cada día y nutrirla con una mascarilla una vez por semana.

HIDRATANTES Y REVITALIZANTES

Las atenciones constantes pueden prevenir la flacidez prematura. Es posible fortalecer el tejido conjuntivo de los senos jóvenes y mejorar la piel de los de cualquier edad. El único secreto está en la constancia.

CREMA HIDRATANTE DE LECHE Y MIEL

- ♦ 2-3 cucharaditas de agua.
- ♦ 1 cucharadita de miel ligera.
- ♦ 125 cl de leche.
- ♦ 1 yema de huevo.

Caliente el agua con la miel sin dejar de remover hasta que se funda. Aparte del fuego y añada la leche y una yema de huevo. Bata hasta que quede bien mezclado. Esta leche tiene un suave efecto limpiador.

COLD-CREAM CON ACEITE DE ROSAS

♦ 6 cucharadas de cera blanca.
♦ 20,5 cucharadas de aceite de almendras.
♦ 6,5 cucharadas de agua de rosas.
♦ 1 cucharadita de bórax.
♦ 16 gotas de aceite de rosas.

Ponga la cera al baño María hasta que esté líquida. Vierta el aceite de almendras sin dejar de remover. En otro cazo, caliente a fuego lento el agua de rosas con el bórax hasta que este se haya disuelto. Vierta este último preparado en el aceite de almendras con la cera, removiendo constantemente. Añada el aceite de rosas y siga removiendo hasta que la crema esté totalmente fría. Guarde en un tarro de tapón de rosca.

TÓNICO REVITALIZANTE DE RON Y LIMÓN

♦ 1 cucharada de ron blanco.
♦ 1 cucharada de zumo de limón.

Mezcle los ingredientes y aplique el tónico con un ligero masaje, sin tocar el pezón. Dése una ducha de agua fría.

INFUSIÓN REVITALIZANTE DE CORAZONCILLO

◆ 1 cucharada de corazoncillo.
◆ 1/2 litro de agua hirviendo.

Prepare una infusión y tómese 2 vasos cada día. Refuerce su efecto revitalizador aplicando compresas frías de la misma infusión.

MASCARILLAS NUTRITIVAS

Una vez por semana aplique una mascarilla en sus pechos y en la zona del escote. Embadúrnese los senos con la mascarilla adecuada a su tipo de piel, utilizando un pincel plano. Aplique de forma circular sin cubrir el pezón. Deje la mascarilla durante 20 minutos y relájese. Pasado este tiempo, retire la mascarilla con una ducha de agua caliente y termine con un chorro de agua fría.

◆ Para piel grasa: mezcle 100 g de arcilla y 1 clara de huevo batida.
◆ Para piel normal: disuelva bien 2 cucharadas de harina de maíz en 1/2 taza de jugo de naranja. Añada 1/2 cáscara de naranja rallada y 2 cucharadas de yogur.
◆ Para piel seca: amase 1 yema de huevo, 2 cucharaditas de aceite de oliva y 1 cucharada de germen de trigo hasta obtener una pasta bien fina.

69. CUIDADOS ESPECIALES DE LOS SENOS

Durante el embarazo, es fundamental prestar una atención suplementaria a los senos para prevenir grietas y que conserven un aspecto saludable.

En otros casos, por no haber seguido un tratamiento adecuado, que incluye el uso diario de una crema hidratante, los senos presentan la piel arrugada o grietas. Aunque lo preferible sería, sin duda, no llegar a estos extremos, con constancia se pueden mejorar notablemente estos problemas.

CUIDADOS PARA LAS EMBARAZADAS

Use diariamente un sujetador cómodo y de tejidos naturales. Varíe la talla según se modifique el volumen de sus senos.

Siga los tratamientos habituales. Puede realizar duchas de agua fría, aunque debe complementarlas con un masaje muy suave con una crema grasa o con aceite de oliva. Preste una atención especial a los pezones. Use una crema hidratante diariamente y una crema nutritiva una vez por semana.

Si siente tirantez en los pezones y no acaban de sobresalir, ayude a estirarlos masajeando como si trazara una cruz imaginaria. Coloque los índices a cada lado horizontalmente y estire de forma suave, frotando con cuidado. Repita la operación colocando los dedos verticalmente.

Si no amamanta, absténgase de cualquier tratamiento durante la cuarentena. Si da el pecho a su hijo, no reanude los cuidados hasta unos días después de retirar la leche.

CREMA NUTRITIVA DE SÉSAMO Y MIEL

- ♦ 20 cucharadas de aceite de sésamo.
- ♦ 3 cucharaditas de crema no concentrada.
- ♦ 1 yema de huevo.
- ♦ 1 cucharadita de sal marina.
- ♦ 1 cucharadita de lecitina.
- ♦ 4 cucharadas de vinagre de sidra.
- ♦ 1 cucharadita de miel ligera.
- ♦ Aceite esencial perfumado (según el gusto particular).

Mezcle la quinta parte del aceite de sésamo, la crema, la yema de huevo y la sal marina. Añada cuatro cucharadas más de aceite y la lecitina y siga removiendo. Agregue el vinagre de sidra, la miel, el aceite restante y unas gotas de aceite perfumado. Siga dando vueltas a la crema resultante un par de minutos más. Envase y conserve en el refrigerador.

PIEL ARRUGADA Y GRIETAS

Si su problema son las grietas, prepare un tónico de consuelda mayor haciendo una infusión con 25 g de raíces y 1 litro de agua

hirviendo. Deje reposar durante 15 minutos y filtre. Aplique caliente dos veces al día.

Si la piel de los senos está arrugada y, probablemente, presentan un aspecto flácido, siga los tratamientos habituales y use, una
vez por semana, una mascarilla especial, que conseguirá mezclando 1/2 corteza de limón y 1 yema de huevo. Aplique como una
máscarilla normal y deje que actúe durante 20 minutos. Además,
utilice diariamente crema de lirio blanco.

CREMA DE LIRIO BLANCO

♦ 40 g de lanolina.
♦ 80 g de jugo de bulbos de lirio blanco.
♦ 3 cucharaditas de miel.
♦ 3 cucharaditas de aceite de girasol.
♦ 2 cucharaditas de cera blanca.

Derrita la cera al baño María y agregue la lanolina, la miel
y el aceite de girasol. Añada poco a poco el jugo de bulbos de
lirio blanco, removiendo constantemente. Retire del fuego y
bata la mezcla hasta que se enfríe. Guarde en la nevera.

---

70. LA PIEL Y EL SOL: BRONCEADO SANO

El sol es necesario y beneficioso para el organismo ya que le da vigor, favorece la absorción de determinadas vitaminas y minerales, combate ciertas afecciones de la piel como el acné o la psoriasis, puede atenuar las cicatrices, etc.

Sin embargo, debe tomarse con moderación. No hay nada más saludable que una piel suavemente bronceada, pero los excesos de sol pueden provocar envejecimiento prematuro, sequedad, graves quemaduras y, a la larga, incluso cáncer.

EL CRÉDITO SOLAR

Cada persona tiene determinado genéticamente un crédito solar, según el color de su piel, ojos y cabello. Este crédito contempla la relación entre la cantidad de melanina y la facultad de reparación de las células.

Es importante proteger a los niños del sol adecuadamente porque en esos primeros años, cuando su piel es más sensible, es cuando pueden gastar este capital. De una correcta protección depende la salud futura de la piel.

Tenga en cuenta que los individuos peor dotados son los pelirrojos y pecosos, así como las personas de tez y ojos claros y pelo muy rubio o rubio. Los españoles, con pelo y ojos castaños, se incluyen en un tipo medio.

CONSEJOS PARA UN BRONCEADO SANO

- ♦ Tome el sol en movimiento: su bronceado será más uniforme que si permanece al sol como un lagarto.
- ♦ Tome el sol entre las 8 y las 11 h o después de las 17 h.
- ♦ Aumente progresivamente el tiempo de exposición. El primer día permanezca entre 5 minutos, si su piel es muy clara, y 30 minutos, si su piel es de tono medio. Aplíquese un producto con protección elevada.
- ♦ Extreme las precauciones en caso de piel blanca o sensible. Por ejemplo, una persona de ojos claros y rubia con la tez blanca podría permanecer sólo 10 minutos al sol sin protección. Sin embargo, con un producto de índice 4, podría tomar el sol 40 minutos.
- ♦ Por poco tiempo que vaya a estar, no tome el sol sin protección.
- ♦ Tenga un cuidado especial con la nariz, pómulos, hombros y frente, así como con los senos.
- ♦ No lleve maquillaje ni colonia, ya que se pueden producir manchas.
- ♦ Beba abundante agua para hidratar la piel desde dentro y prevenir la deshidratación.
- ♦ Después del baño de sol, dúchese y aplique abundante crema hidratante.

Tipos de bronceadores

- ♦ Leches: de color blanco y textura ligera, se absorben fácilmente. Las pieles muy secas necesitan hidratación extra.
- ♦ Aceites: tienen índices de protección bajos y están indicados para pieles habituadas al sol.
- ♦ Cremas: indicadas sobre todo para el rostro, son más ricas e hidratantes.
- ♦ Geles: opción situada entre las cremas y el aceite; son fáciles de extender y se absorben rápidamente.
- ♦ Gelatina: son más untuosas y pegajosas; también existen productos con esta textura para proteger el cabello.
- ♦ Aguas: tienen un índice de protección pequeño, pero son muy refrescantes.
- ♦ Aerosoles: se presentan con este método las texturas más ligeras: aceites, agua y, también, leches muy livianas. Es más cómodo para distribuir el producto en las zonas de difícil acceso.

71. CREMAS PROTECTORAS

Y BRONCEADORAS

Las siguientes fórmulas de cremas protectoras y bronceadoras están recomendadas para pieles medias o, en otros casos, exclusivamente para pieles resistentes al sol. Para las pieles más delicadas, use cremas con un alto factor de protección.

ACEITE PROTECTOR SOLAR RESISTENTE AL AGUA

- ♦ 50 ml de aceite de soja.
- ♦ 20 ml de aceite de nueces.
- ♦ 30 ml de aceite de aguacate.

Ponga los aceites en una fuente y remueva. Guarde en una botella que cierre bien. Aplique con moderación, ya que es muy graso.

CREMA SOLAR FACIAL RESISTENTE AL AGUA

- ♦ 50 g de crema de óxido de cinc.

♦ 25 ml de aceite de ricino.
♦ 1 cucharadita de arrurruz.

El óxido de cinc es un excelente protector solar. Esta crema es especialmente recomendable para pieles sensibles.

Mezcle la crema de óxido de cinc y el aceite de ricino hasta que formen una pasta suave. Añada el arrurruz y remueva con cuidado. Vierta en un tarro con tapa de rosca y extienda sobre la piel antes de exponerse al sol.

BRONCEADOR DE ZANAHORIA

♦ 100 ml de zumo de zanahoria.
♦ 3 cucharadas de aceite de sésamo.
♦ 50 g de crema de óxido de cinc.
♦ 1 cucharadita de arrurruz.

Mezcle la crema de óxido de cinc, el zumo de zanahoria y el aceite de sésamo hasta que formen una pasta ligera. Agregue el arrurruz y mezcle cuidadosamente. Vierta la crema en un tarro. Esta crema es ideal para adquirir un tono dorado progresivamente.

PROTECTORES PARA EL CABELLO

El sol, el cloro y la sal castigan mucho el cabello. Para evitar que se reseque en exceso y se vuelva poroso, use esta crema que, además, actúa como acondicionador intensivo. Extiéndala sobre el cabello seco, peinándolo antes de exponerse al sol.

PROTECTOR SOLAR DE ACEITE DE SÉSAMO

- ♦ 50 ml de aceite de sésamo.
- ♦ 25 g de aceite de coco.
- ♦ 2 cucharaditas de aceite de germen de trigo.

Ponga el aceite de sésamo y el aceite de coco en un cazo pequeño y caliente hasta que el aceite de coco se haya fundido. Retire del fuego y mezcle con el aceite de germen de trigo. Vierta en un tarro y agite bien antes de usar.

BRONCEADORES INTENSIVOS

Sólo son recomendables para las pieles más resistentes y acostumbradas al sol.

ACEITE BRONCEADOR DE COCO

- ♦ 6 cucharadas de aceite de coco.
- ♦ 6 cucharadas de manteca de cacao.
- ♦ 12 gotas de aceite de lavanda.

Funda la manteca de cacao al baño María. Retire del fuego, agregue los aceites y no deje de remover hasta que se enfríe la mezcla.

72. CREMAS PARA DESPUÉS DEL SOL

Y PARA QUEMADURAS SOLARES

Aunque no se hayan producido quemaduras ni enrojecimiento, lo más recomendable es hidratar la piel después de tomar un baño de sol. Puede utilizar su loción o crema habitual o un preparado especial que hidrata y nutre, evita la descamación, prolonga el bronceado y también sirve para tratar ligeras quemaduras del sol.

CREMA SUAVIZANTE PARA DESPUÉS DEL SOL

- ♦ 1 cucharada y media de manteca de cacao.
- ♦ 2 cucharadas de aceite de almendra.
- ♦ 1 cucharada de aceite de oliva.
- ♦ 1 cucharadita de aceite de germen de trigo.
- ♦ 10 gotas de aceite de lavanda.

Dado su alto poder hidratante, esta crema también puede usarse como suavizante intensivo en zonas de piel reseca.

Funda la manteca de cacao a fuego lento. Añada los aceites de almendra, oliva y germen de trigo y remueva enérgicamente

---

hasta que se mezclen bien. Deje enfriar y perfume con la lavanda. Vierta la mezcla en un tarro que cierre herméticamente.

CONTRA LAS QUEMADURAS SOLARES

Si son muy graves acuda a un médico. Si no, le producirán alivio instantáneo remedios tan sencillos y asequibles como una mezcla de vinagre y aceite a partes iguales o harina de trigo espolvoreada en las zonas afectadas.

Son muy refrescantes la pulpa de pepino triturada, la patata cruda rallada o el jugo de patata, una clara de huevo batida mezclada con una cucharada pequeña de miel y media cucharada de hamammelis (que tiene un fuerte efecto hidratante) o una infusión de ortiga o salvia.

Si le duele la cabeza por haber estado demasiado tiempo al sol, aplíquese una compresa empapada en vinagre hasta que se le pase.

Un remedio sumamente refrescante es aplicar una generosa ración de pulpa triturada de fresas en las zonas quemadas y retirar, después de media hora, con una solución calmante de agua tibia y unas gotas de tintura de benjuí. Séquese dando ligeros golpecitos, pero no frote la piel porque la irritaría más.

También puede tener preparados algunos de los siguientes remedios:

LOCIÓN DE EUCALIPTO

- ♦ 1 cucharada de aceite de oliva.
- ♦ 1 cucharada de glicerina.
- ♦ 2 gotas de aceite de eucalipto.

Mezcle el aceite de oliva y la glicerina. Cuando la mezcla esté homogénea, añada el aceite de eucalipto. Aplique directamente sobre la piel quemada por el sol.

LOCIÓN DE CALAMINA

- ♦ 12,5 cucharadas de agua.
- ♦ 10 cucharaditas de calamina.
- ♦ 2,5 cucharaditas de glicerina.

Haga una mezcla con todos los ingredientes. Agite antes de cada aplicación.

LOCIÓN PARA BLANQUEAR LA PIEL

Para eliminar las marcas del bronceado, recurra a una loción de agua de flor de saúco, a la que habrá añadido 3 cucharadas de aceite de almendra.

COSMÉTICA EMBELLECEDORA

73. APLICACIÓN CORRECTA DEL MAQUILLAJE

El secreto es que no hay ningún defecto que no se pueda disimular, ni ninguna belleza que no se pueda realzar. Lo primero es conocerse bien a sí misma para resaltar los rasgos que más le favorecen y corregir las pequeñas imperfecciones.

Por encima de las modas están las propias características de la cara y la personalidad. El maquillaje tiene que estar de acuerdo con el color de tez, la edad, los rasgos faciales, la ocasión, el vestido...

CONÓZCASE A SÍ MISMA

Para sacarse el máximo partido hay varias preguntas que debe responder:

1. ¿Cuál es la tonalidad de su cutis?
2. ¿De qué color son sus ojos?
3. ¿Sus ojos son redondos, rasgados, demasiado juntos, separados, hundidos, saltones, grandes, pequeños, medianos, luminosos, apagados...?
4. ¿Sus cejas son finas, recias, rectas, arqueadas, con poco

arco, poco pobladas, demasiado pobladas, naturales, demasiado cortas...?

5. ¿Sus pestañas son débiles, fuertes, escasas, largas, cortas, tiesas, rizadas...?

6. ¿Su cara es ancha o estrecha? ¿Tiene forma ovalada, cuadrada, triangular, alargada, redonda...?

7. ¿Su nariz es ancha, estrecha, larga, respingona, recta, aguileña...?

8. ¿Sus labios son carnosos o más bien estrechos? ¿Su boca es grande o pequeña?

9. ¿Qué particularidades del rostro llaman más la atención?

CONSEJOS PRÁCTICOS

♦ Limpie su rostro convenientemente. Ponga una crema adecuada a su tipo de piel.

♦ Aplique maquillaje de fondo, polvos y colorete, seguido del maquillaje de los ojos y, por último, la pintura de los labios.

♦ Si le es posible, maquíllese a la luz del día o, por lo menos, examine el resultado final al lado de una ventana. La luz artificial disfraza los colores.

♦ Para el maquillaje de noche debe aumentar ligeramente la densidad de la capa, ya que la luz artificial apaga los colores. De este modo, por más intenso que sea su maquillaje, evitará parecer antinatural.

♦ El maquillaje debe ser más ligero en verano que en invierno.

♦ A medida que avanzan los años, es necesario utilizar un maquillaje más discreto para evitar el efecto máscara. No utilice sombra de ojos si su edad es avanzada, dibuje un trazo fino en el borde de los ojos. Matice el párpado inferior con un poco de máscara.

♦ Para evitar que la pintura de los labios se deslice por las arrugas que rodean la boca, utilice un lápiz de labios de mayor fijación.

ÚTILES DE MAQUILLAJE

Además de los productos específicos como sombras de ojos o coloretes, son imprescindibles: un espejo de tocador con reverso de aumento, pinzas para las cejas, cepillo para las cejas, pincel o aplicador de sombra de ojos, lápiz de ojos, brocha para aplicar colorete, pincel o delineador para perfilar los labios, borla o brocha para empolvar, esponja fina para el maquillaje de fondo, afilador de lápices perfiladores, kajal y lápices de cejas, varillas de algodón y pañuelos de papel.

74. MAQUILLAJE DE LA CARA

Utilice la base y el colorete para retocar los pequeños defectos y para equilibrar el rostro. Ante todo, fíjese en su color de piel y escoja el maquillaje de fondo teniendo en cuenta que debe ser, como máximo, la mitad más claro o más oscuro que la tonalidad natural de su cutis.

CÓMO UTILIZAR LA BASE PARA RETOCARSE

Usando estratégicamente maquillaje de base de otros tonos puede minimizar los pequeños defectos.

Disimular imperfecciones: cubra las ojeras con una base más suave, las bolsas con una más oscura, las venas enrojecidas con un lápiz de tono verdoso y los granos con un lápiz antiséptico.

Equilibrar el tono: si la piel de su cara es demasiado rosada, utilice una base de tono verdoso por debajo del maquillaje. Si su cara es pálida, use una base más rosada debajo.

Retocar la nariz: si tiene la nariz ancha, aplique una base ligeramente más oscura en los lados. Este truco también alarga ópticamente una nariz chata. En cambio, si tiene la nariz larga, deberá poner una base más oscura bajo la punta. Y si su nariz es estrecha, aplique entonces unos trazos con una base más clara en los lados y difumine bien.

Modificar la mandíbula: si su mandíbula es cuadrada o prominente, aplique una base ligeramente más oscura desde los lóbulos de las orejas. Matícela debajo de la barbilla.

Destacar una parte del rostro: si quiere que las miradas de los demás converjan en sus ojos, aplique una base más clara en la frente. Si quiere resaltar su mandíbula y su boca, aplique unos trazos de base más clara, convenientemente difuminados, en la zona de la barbilla y en las mejillas. Tenga en cuenta que los tonos claros destacan las partes del rostro sobre los que los aplica y los tonos oscuros atenúan los defectos.

APLICACIÓN DE LA BASE

Después de cubrir las imperfecciones, aplique el maquillaje de fondo con una esponjita humedecida para facilitar su distribución. Para que la esponjita quede bien empapada de maquillaje, ponga un poco por encima y estrújela.

Extienda el maquillaje con suaves deslices. Empiece por la frente y la cara. Prosiga hasta el inicio del cuello, difumínelo en esta zona de forma que no queden huellas, y distribuya uniformemente. Retire el exceso de maquillaje presionando sobre la cara con un pañuelo de papel. No ponga maquillaje directamente debajo de los ojos, pues podrían formarse pequeñas arrugas.

TIPOS DE MAQUILLAJE

Crema con color: la crema con color de día es muy ligera. Resulta apropiada para una tez suave, en especial para el maquillaje de verano.

Maquillaje de fondo fluido: es una emulsión trasparente adecuada para pieles normales o mixtas. No cubre las impurezas ni los enrojecimientos.

Base correctora: contiene más cantidad de polvos que otros maquillajes de fondo. Puede utilizarse para disimular enrojecimientos, ojeras, granitos, impurezas...

Maquillaje de fondo compacto: es de una gran consistencia y consigue un perfecto efecto cobertor. Impregne primero una esponja humedecida con el maquillaje de fondo, introduciéndola directamente en el envase. Extienda con la esponja sobre el rostro como base de maquillaje. No es adecuado para pieles envejecidas.

75. COLORETE Y POLVOS

El colorete contribuye decisivamente a dar forma al rostro y a eliminar ópticamente las posibles irregularidades del óvalo. La función de los polvos, por otra parte, es evitar brillos antiestéticos y fijar el maquillaje para que aguante más tiempo.

Después de dar color a las mejillas, pase el pincel con los restos de colorete que aún contenga por la frente, junto al nacimiento de los cabellos, y por la barbilla, para proporcionarle más frescura a su rostro.

El colorete según el óvalo de la cara

Cara armónica: aplique en la zona exterior de las mejillas, desde la sien a la mejilla, hasta la altura de las aletas nasales.

Cara alargada: ponga un poco de colorete en las mejillas y en el mentón. Aplique el colorete empezando en los pómulos y dirigiéndolo hacia las orejas, mientras se aleja de la nariz más de lo normal.

Cara ancha: aplique el colorete desde las sienes hasta el centro de las mejillas.

Cara ovalada: aplique el colorete bastante alto sobre la parte más saliente de los pómulos. Desde aquí, difumine hacia las orejas.

Cara cuadrada: utilice maquillaje o colorete más oscuro en las sienes y en la mandíbula. Suavice los ángulos aplicando un colorete más oscuro debajo de los pómulos.

Cara redonda: aplique el colorete en el centro de las mejillas, no muy lejos de la nariz, difuminándolo hacia abajo en forma alargada, casi verticalmente. Utilice un colorete más tostado para los pómulos.

Cara triangular: aplique un color sombreado alrededor del extremo de las mejillas. Matice bajo las orejas. Coloque un colorete rosado formando un triángulo en el centro de las mejillas. Difumine.

TIPOS DE COLORETE

El más sencillo de aplicar es el colorete en polvo, que se difumina fácilmente. Utilice una brocha, pásela suavemente sobre el colorete y sople para retirar el exceso. Aplique en la dirección adecuada, atendiendo a la forma de su cara, mediante suaves toques. Es recomendable para pieles normales y grasas.

El colorete en crema requiere más destreza a la hora de aplicarlo. Extienda bien en las zonas indicadas con los dedos y difumine mediante pequeños golpecitos ascendentes. También puede aplicarlo con una esponja húmeda. Si se equivoca, retire con la misma esponjita. Es adecuado para pieles secas, aunque también se puede utilizar en pieles normales.

Polvos

Para fijar el maquillaje y evitar brillos antiestéticos, utilice polvos traslúcidos, ya que son los que mejor permiten apreciar el resto del maquillaje. Si lo prefiere, también puede matizar con polvos que armonicen con su color de tez. Aplique con una borla, empolvando la frente, la nariz y la barbilla, y termine con las mejillas. Presione suavemente sobre la piel sin frotar. Haga movimientos circulares y evite poner demasiados polvos debajo de los ojos, ya que acentuarían las pequeñas arrugas. Empolve también los labios para que el color dure más tiempo. Para evitar un aspecto demasiado empolvado, humedezca una esponja y presione suavemente sobre todo el maquillaje.

76. COLORES PARA CADA TIPO

DE TONALIDAD FACIAL

Escoja la base de maquillaje teniendo en cuenta las características de su piel. Si su piel es seca, busque una base cremosa e hidratante, mientras que si su cutis es graso o mixto, una base libre de grasa y muy fluida. Pruébela en la mano antes de comprarla y observe cómo penetra en la piel.

CÓMO ELEGIR

A la hora de comprar el maquillaje de base, determine con anterioridad el color que le conviene y pruébelo directamente sobre la piel. Aplíquelo en el mentón o en la parte interior del antebrazo. No se ponga el maquillaje en las mejillas, ya que su coloración más intensa le haría elegir un tono demasiado oscuro.

Para escoger el colorete, en cambio, sí debe aplicarlo sobre las mejillas. Pruebe bajo la luz natural. Si desea utilizar colorete y maquillaje de fondo por la noche, es preferible que los pruebe con la luz eléctrica.

LA BASE SEGÚN EL TONO DE PIEL

♦ Para el tipo primavera, que presenta una tez de color amarillento cálido, son adecuados los maquillajes que evocan tonos beige dorado, beige castaño, rosa melocotón... El color del rostro debe tender al dorado o al amarillo, y no utilice tonos fríos o azulados.

♦ Para el tipo verano, que presenta una tonalidad azulada fría, utilice beige rosado, beige arena, rosa porcelana... El rostro debe tener una apariencia rosada; no use tonos amarillentos o marrón-rojizos.

♦ Para el tipo otoño, cuya tez es de tono amarillento o rojizo cálido, use cobre, rosa melocotón y tonos beige. El rostro debe mostrar un color cálido; evite los tonos azulados, pues son muy fríos.

♦ Para el tipo invierno, que suele presentar una tez azulada fría o aceitunada, use beige con fondo rosado, beige oliva, ocre claro, porcelana... Evite los tonos marrón-rojizos y amarillentos.

EL COLORETE SEGÚN EL TIPO DE PIEL

♦ Mujer primaveral: tonos rojizos con fondo verdoso y tonos castaño claro; rosa melocotón, salmón, albaricoque, marrón oro. Evite los tonos azul-rojizo y marrón tostado.

♦ Mujer otoñal: rojo intenso, rojo claro, rosas intensos, tonos anaranjados y marrón rojizo: terracota, ladrillo, tomate, marrón oro, cobre, tonalidades bronce. Evite los tonos rosados.

♦ Mujer veraniega: tonos rosados con fondo frío; rosa claro, fresa, sandía, rosa frambuesa, rosa gastado. Evite todos los tonos rosados y marrones intensos.

- ♦ Mujer invernal: tonos rojizos intensos: rosa rojizo, rosa claro, vino tinto, cereza, rojo claro, malva, fucsia, rosa azulado. Evite los tonos marrones y anaranjados.
- ♦ Las pelirrojas, que se inscriben dentro del tipo primaveral, deben usar colores cereza, escarlata, rosa natural, rosa pastel, rosa vivo o rojo claro.

77. MAQUILLAJE DE LOS OJOS

Los ojos son muy importantes dentro del rostro: reflejan los pensamientos y las emociones y, a menudo, constituyen el punto de atención de la cara.

Si le interesa, puede maquillarlos para que adquieran protagonismo. Sin embargo, a la hora de resaltar alguna parte de su rostro, tenga en cuenta una sencilla norma: no divida nunca la atención; es decir, no maquille los ojos y los labios con igual intensidad. Pregúntese cuáles son más bonitos y destáquelos. De esta forma, los demás quedarán atrapados por un solo punto de atención.

DETERMINE SU ESTILO

Además de los cuatro tipos de tonalidad facial, debe tener en cuenta su personalidad: ¿tiene usted una apariencia natural, romántica, juvenil, aniñada, deportiva, sofisticada, clásica...?

Potencie su estilo con el maquillaje: si tiene una apariencia juvenil, escoja colores desenfadados y algo atrevidos; si tiene una apariencia aniñada, escoja tonos rosados, dulces y ponga un punto de picardía a su maquillaje; si su apariencia es deportiva, opte por un maquillaje que resalte su dinamismo; si tiene una apariencia natural, maquíllese para resaltar la armonía de su rostro y, aunque lleve un elaborado maquillaje, diséñelo sagazmente para que parezca que lleva sólo un toque de color; si su imagen es sofisticada, puede optar por maquillajes intensos y expresivos...

Nadie pertenece a un solo tipo, sino que normalmente se dan varias combinaciones: clásico-natural, juvenil-romántica, clásico-deportiva, natural-romántica... Defínase y saque partido a su personalidad.

PRODUCTOS

El maquillaje de ojos incluye las sombras, ya sea en polvo, en crema o en otras presentaciones menos habituales (líquidas o en acuarela); los delineadores, que sirven para subrayar la mirada (puede encontrarlos en lápiz, líquidos con un cepillo diminuto e incluso en rotulador); y el rímel o máscara de ojos, que realza las pestañas y las hace parecer más largas y espesas.

Jugando con todos ellos, puede conseguir que su cara resulte más atractiva, equilibrar el rostro y disimular los pequeños defectos. Hay muchas combinaciones.

GAFAS Y LENTES DE CONTACTO

Las gafas y las lentes de contacto condicionan también el maquillaje. Siguiendo estos pequeños consejos comprobará que el resultado es perfecto.

◆ Miopía: si es miope, sus ojos se verán más pequeños a través del cristal de las gafas. Utilice una sombra de ojos clara, Kajal también claro y máscara de pestañas negra y abundante para que sus ojos parezcan más grandes.

◆ Hipermetropía: a través de las gafas, los ojos se ven mayores de lo que realmente son. Si desea que sus ojos parezcan más pequeños, use sombra de ojos oscura, Kajal oscuro y muy poca máscara de pestañas.

◆ Lentes de contacto: el principal problema es que los ojos son más sensibles y vulnerables. Maquíllese con las lentes de contacto puestas y utilice lápices grasos. Las sombras de ojos en polvo irritan los ojos, ya que las partículas se deslizan hacia su interior. Utilice sombras de ojos en crema.

78. SOMBRA DE OJOS

Da color, luz y sombra a sus ojos. El concepto es muy semejante al que se aplica en la cara: los colores pálidos sirven para realzar, mientras que los colores oscuros tienen el efecto contrario.

Emplee preferentemente colores mate o satinados. Si utiliza un solo color, degrádelo para evitar el efecto de ojo plano. Si usa dos colores complementarios, no los aplique de forma que ocupen la misma superficie; maquille siempre sus ojos atendiendo a su forma y al efecto que desea conseguir. Si, por ejemplo, desea unos ojos felinos, sombree sólo el ángulo exterior de los ojos. Hágalo hacia arriba si no quiere parecer un gato escaldado. Reserve la intensidad para la noche.

CORRECCIÓN DE IMPERFECCIONES

El maquillaje de ojos constituye una oportunidad excelente para ocultar los pequeños fallos. Es un juego de sombras y luces: si quiere agrandar la mirada y darle mayor profundidad, use tonos oscuros; si lo que desea es darle mayor luminosidad, utilice tonos claros.

- Ojos caídos: siga su línea natural para maquillarlos, pero rice las pestañas desde la mitad hacia fuera. Dibuje una línea con un eye-liner sobre las pestañas superiores. Dé a la sombra una ligera inclinación ascendente en el extremo del ojo.

- Ojos saltones: cepille las pestañas, tanto superiores como inferiores, en dirección diagonal hacia el final del ojo. Maquille el párpado superior con una sombra oscura y no maquille el párpado inferior.

- Ojos pequeños y alargados: aplique la sombra por todo el párpado, difuminando hasta las cejas. Pinte el párpado inferior cerca de las pestañas. Aplique la máscara de ojos en ambos párpados rizando bien las pestañas.

- Ojos redondos: incline las pestañas de forma que se dirijan hacia el final del párpado. Aplique la sombra en forma de cono, de manera que en el extremo exterior del ojo acabe en punta. Sombree desde una tercera parte del ojo y sobrepase este en igual distancia a la que ha dejado sin pintar. No ponga máscara de ojos en las pestañas inferiores. Alargue los ojos dibujando, al final de cada uno de ellos, una raya del color de sus pestañas.

- Ojos hundidos: utilice una sombra de color claro y aplíquela sólo debajo de las cejas. Ponga máscara sólo en las pestañas superiores. Rícelas bien.

- Ojos juntos: aplique sombra clara en la parte inferior del párpado y sombra oscura en la superior, difuminando hacia las sienes. Trace una raya, acompañando la sombra, al final de cada ojo.

- Ojos separados: oscurezca la parte interior y exterior del párpado por igual. No extienda las sombras ni el Kajal hacia fuera.

COLORES

Los colores cálidos y suaves como tonos melocotón, rosa salmón, marrón oro, tonos miel, gris amarillento, matices dorado o tonos aguamarina suaves, armonizan con el tipo de primavera.

El tipo de verano se realza con los colores fríos y terrosos como azul humo, tonos grisáceos, verde mar, turquesa, tonos rosados suaves, rosa claro, lavanda, ciruela y malva.

Con el tipo de invierno hacen juego los colores fríos y vivos como azul marino, gris, turquesa, aguamarina, azul, tonos rosados, verde, matices plateados. También contrastes claroscuros como blanco-negro.

El tipo de otoño resalta con colores cálidos e intensos como tonos beige y marrones, cobre, musgo, verde lodo, tonos melocotón, turquesa difuminados, matices dorados o amarillo maíz.

79. DELINEADORES DE OJOS

Generalmente, los ojos resultan más bellos con una línea cerca de las pestañas. Si quiere alargar el ojo, trace una línea en su extremo exterior. Procure que quede en dirección ascendente porque, en caso contrario, da un aspecto triste.

Trace una línea tan cerca de las pestañas como le sea posible a lo largo del párpado superior. Para delinear debajo de las pestañas, trate de sombrear desde el medio hasta el borde externo del ojo. Aplique el delineador después de la sombra, pero antes del rímel.

Use un lápiz Kajal blanco para dibujar la parte interior del párpado y agrandar los ojos. Proporciona una mayor expresividad a la mirada.

También es muy efectivo pintar el borde de los ojos del mismo color que estos.

TIPOS DE DELINEADORES

- ♦ Kajal: son lápices ultrablandos. Puede pintar con ellos la parte interior del párpado para que su mirada resulte más

profunda. Si se perfila todo el borde del ojo, puede utilizarlo para sombrear el párpado inferior.

♦ Lápiz delineador: es algo más duro y, por lo tanto, más pre-
ciso. Úselo para trazar las rayas en el ángulo exterior de los
ojos. Tiene la ventaja de que, en caso de error, se pueden
eliminar fácilmente con una varilla de algodón.

♦ Eye-liner: son los más precisos, pero su aplicación requiere
práctica porque es muy fácil que el pulso tiemble. Además,
una vez se ha realizado un trazo erróneo, la única forma de
corregirlo es retirando por completo el maquillaje. También
están a la venta en rotulador.

COLORES

♦ Mujeres primavera: marrón, lila o verde.
♦ Mujeres verano: azul, azul verdoso, verde frío y gris.
♦ Mujer otoño: marrón, verde y azul turquesa.
♦ Mujer invierno: especialmente el negro, pero también azul
oscuro, gris, azul verdoso, violeta azulado...

ALGUNOS TRUCOS

♦ Saque punta al lápiz Kajal fácilmente. Para que no se
rompa, métalo unos minutos en el congelador. Luego podrá
afilarlo sin problemas.

♦ En verano, guarde también los lápices en el congelador
unos minutos antes de usarlos. Por el contrario, en invierno
puede calentarlos suavemente con un encendedor. Sólo un
instante, si no quiere fundirlos.

♦ Utilice siempre lápices, eye-liner y máscaras de la mejor
calidad. Sus ojos se lo agradecerán.

♦ Combine los colores de los lápices y sombras con los de sus ojos de forma que estos resalten al máximo. No tenga reparos en probar, aunque asegúrese antes de salir de casa que ha acertado...

DESMAQUILLADORES

Tan importante (o más) que un maquillaje cuidadoso es desmaquillar convenientemente el rostro. Empape un algodón con un producto adecuado a su tipo de piel y retire el maquillaje de los ojos deslizando la borla desde las cejas y por encima de los párpados. No restriegue.

80. MÁSCARA DE PESTAÑAS

Es el método más sencillo de resaltar los ojos y hacer más expresiva la mirada. Las pestañas ganan espesor y se ven más largas porque la máscara tiñe las puntas, que son incoloras, y los ojos quedan mejor enmarcados.

Puede realzar la mirada, según su tipo de piel, empleando máscaras lilas, azules, verdes, violetas... Durante el día, aplique una máscara negra, gris o marrón y reserve el color sólo para las puntas, si no quiere parecer una muñeca.

Por la noche están permitidos casi todos los excesos...

COLORES

♦ El tipo primavera puede usar máscara de pestañas marrón, lila, amarilla o musgo.
♦ La mujer de invierno realzará sus ojos con máscaras color negro, azul, verde o violeta.
♦ La mujer otoñal empleará marrones, lilas y musgos.
♦ Para el tipo de verano son recomendables el negro, azul

oscuro, gris (cuando los cabellos son rubio platino) o el verde azulado.

TIPOS DE MÁSCARAS

Las máscaras se componen de aceites, ceras y pigmentos que proporcionan densidad, firmeza y color a las pestañas, además de sustancias beneficiosas como vitaminas y queratina, una proteína que protege su estructura

APLICACIÓN

Rice las pestañas, si es necesario, con un rizador de pestañas antes de aplicar la máscara para evitar que se quiebren. Tenga en cuenta la forma de sus ojos y ayude a corregir defectos también con la aplicación del rizador y la máscara.

Extienda con precaución el rímel desde el nacimiento de las pestañas hasta las puntas, con un especial cuidado en las pequeñas pestañas de los extremos de los ojos. Si comete algún error, corríjalo con una varilla de algodón.

Aplique la máscara en las pestañas superiores y, a continuación, en las inferiores. Déjelas secar un poco (intente no parpadear) y aplique una segunda capa.

Antes de que se seque esta capa, peine las pestañas con un peine especial para separar las que se hayan pegado.

ALGUNOS TRUCOS

♦ Si sus pestañas son demasiado claras, puede hacerlas colorear en un salón de belleza. Pero, al contrario de lo que sucede cuando se aplica una máscara, no ganan densidad ni longitud.

- Existen unas máscaras especiales que incluyen pelo artificial para alargar las pestañas. Úselas con precaución, ya que pueden irritar sus ojos.
- Utilice máscaras resistentes al agua (waterproof) para que no se corra el color.
- Si sus pestañas son débiles y escasas, utilice una máscara de tratamiento sin sustancias colorantes por la noche. También puede impregnar sus pestañas con aceite de ricino. Tenga cuidado de que no entre en el ojo porque escuece mucho.

NORMAS DE SALUD

Retire la máscara de pestañas cada día para evitar que las pestañas se quiebren. Utilice lociones con o sin grasa que retiran el maquillaje de los ojos y los tonifican y alivian.

Para conseguir unas pestañas flexibles y sanas, aplíqueles una vez a la semana compresas de manzanilla.

81. LAS CEJAS

La forma de las cejas tiene que estar en armonía con el rostro. Hoy día ya no se llevan las cejas depiladas salvajemente, sino con formas naturales. Aun así, los ojos se pueden beneficiar con unos pequeños e inteligentes retoques que pueden variar un poco la forma de las cejas y resaltarlas o, incluso, corregir ópticamente algunos defectos.

Unas cejas bien definidas deben estar aseadas sin tener un aspecto áspero o duro. Si sus cejas están proporcionadas con los ojos, limítese a eliminar los pequeños pelillos sobrantes (en el nacimiento del tabique nasal, los que se salen de las líneas...) para que las cejas queden mejor delimitadas.

LA FORMA IDEAL

El principio de las cejas debe caer verticalmente sobre el ángulo interior de los ojos. El final de las cejas y el ángulo exterior de los ojos debe también formar una línea vertical.

En una cara armoniosa, deje las cejas suavemente curvadas. Entre ambas ha de quedar una distancia igual al tamaño de un ojo.

No cometa el error de arreglar sus cejas con forma demasiado corta u oblicua, pues su rostro podría adquirir una expresión de eterna sorpresa.

CÓMO DEPILARLAS

Cepille las cejas para darles forma antes de arrancar los pelos indeseados. Mantenga la piel estirada entre los dedos. Arranque un pelo cada vez y hágalo en dirección al sentido en que crecen. Si sus cejas se han enrojecido, déles una palmada con un tónico refrescante.

CORREGIR DEFECTOS

- ♦ Cara redonda: las cejas más bien largas, con las puntas un poquito levantadas, alargan el rostro.
- ♦ Cara cuadrada: depile las cejas para que formen una curva larga y bien arqueada. Dibuje unos trazos previos. A medida que arranque los pelos, cepille las cejas hacia arriba hasta que adquieran la forma ideal para su rostro.
- ♦ Ojos pequeños: si tiene las cejas gruesas, depílelas para dejar más espacio alrededor de los ojos.
- ♦ Ojos envejecidos: unas cejas gruesas o excesivamente adelgazadas le harán parecer de mayor edad. Delinee las cejas en un arco suave y no las extienda más allá de la esquina exterior natural del ojo. Las líneas que van hacia arriba son más juveniles que las líneas caídas.
- ♦ Cejas claras: píntelas ligeramente de dentro a fuera con un lápiz de cejas marrón, marrón grisáceo o gris. No use tonos oscuros porque endurecen la expresión. Dibuje trazos finos, como si estuviera dibujando pelos aislados, en dirección al sentido en que crecen las cejas.

EL ARREGLO DIARIO

Cepille las cejas. Utilice un cepillo especial (o un cepillo de dientes limpio) de forma que se levanten ligeramente y se deslicen hacia las sienes. Las cejas pueden ser gruesas sin que resulten antiestéticas. Al contrario, unas cejas excesivamente finas confieren al rostro una apariencia artificial.

82. MAQUILLAJE DE LA BOCA

La boca constituye uno de los principales puntos de atracción del rostro. Los labios son muy delicados porque su piel es extremadamente fina y la segregación de las glándulas sudoríparas y sebáceas, muy escasa. Por tanto, una barra de labios es el mejor aliado de la boca ya que, además de proporcionar color, protege, cuida, hidrata y suaviza los labios.

EL MAQUILLAJE

Aplique maquillaje de fondo sobre los labios y déles una capa mate con polvos faciales para que retengan la pintura durante más tiempo. Perfile el contorno de los labios con un utensilio destinado a ello. Respete su forma natural si le gusta o utilice algún pequeño truco para variarla ligeramente. Además de mantener la forma de los labios por más tiempo, el perfilador impide que la pintura se agriete.

Píntese los labios con una barra de labios o, si utiliza brillo labial, con el aplicador de espuma que lleva incorporado o con la yema del dedo. Si aplica la pintura con un pincel, conseguirá mayor precisión e intensidad.

No cubra de pintura las comisuras de los labios para que el color no se corra, y retire el exceso de pintura presionando con los labios un pañuelo de papel. Ponga un poco de polvos por encima y aplique una segunda capa de pintura.

EL COLOR

Las mujeres primavera pueden usar todos los tonos marrón dorado, anaranjados y rosas amarillentos: coral, rojo anaranjado, melocotón, salmón...

A las mujeres verano les favorecen todos los tonos rojos y rosas con fondo azulado: rosa gastado, rosa suave, sandía, violeta, malva y ciruela.

A las mujeres otoño les dan un mayor atractivo todos los tonos marrón oro, cobrizos, tostados y rojos anaranjados: coral, rojo anaranjado, ladrillo, tonos tostados, moca, melocotón, salmón, tomate...

Las mujeres invierno armonizan con todos los tonos rojos, azules y rosas azulados intensos: rojo vivo, rosa luminoso, lila, Borgoña, vino tinto, rojo oscuro...

CORRECCIÓN DE DEFECTOS

Vigile que el perfil que dibuje no rebase en más de 1 mm el contorno natural de los labios porque, de lo contrario, su boca quedaría demasiado artificial.

♦ Labios delgados: perfílelos de forma que el trazo sobresalga un poco del contorno de los labios. Puede aprovechar para darles una forma más atractiva. Use colores pálidos y brillantes. También puede engrosar los labios perfilándolos primero con un lápiz blanco, ligeramente por encima de su línea natural.

- ◆ Labios gruesos: perfílelos por el interior; evite los colores pálidos claros o brillantes.
- ◆ Labio inferior demasiado grueso: perfile el labio inferior por dentro, y el superior, por fuera.
- ◆ Labios demasiado gruesos y boca demasiado pequeña: pinte los labios prolongándolos un poco hacia los lados, y perfílelos por el interior.
- ◆ Labios de grosor normal y boca demasiado larga: deje los extremos de los labios sin pintar. Difumine el perfil de los labios con una varilla de algodón para que adquieran un aspecto más natural.

83. LÁPICES DE LABIOS, BRILLO LABIAL

Y POLVOS PARA LABIOS

Los productos para los labios se presentan en varios formatos. Todos ellos (excepto los polvos) hidratan los labios y los protegen de la acción de los elementos.

BARRA DE LABIOS

Es uno de los utensilios clásicos de maquillaje. Refuerza la expresión del rostro, pero también proporciona brillo permanente a la boca y protege la piel sensible de los labios nutriéndola.

Una buena capa de pintura en los labios constituye una protección excelente contra el sol, ya que los pigmentos apenas dejan pasar los rayos ultravioletas.

Las barras de labios se componen de aceites, que son responsables de su textura cremosa, ceras y pigmentos, así como ingredientes perfumados. La proporción de aceites oscila entre el 50% y el 70%, y los más utilizados son los aceites de yoyoba, aguacate y ricino, todos ellos muy hidratantes. A estos aceites se les incorporan vitaminas, agentes hidratantes y filtros de protección solar.

Las ceras dan consistencia a las barras de labios e impiden que el calor las reblandezca. Los pigmentos completan la composición.

LÁPICES DE LABIOS

Resultan excelentes cuando se dispone de poco tiempo, ya que también pueden utilizarse como si fueran colorete.

Perfile el contorno de los labios con uno de esos lápices de color y rellénelos después. Estos productos no contienen tantas cremas como las barras pero, a cambio, la pintura se mantiene durante más tiempo.

BRILLO LABIAL

Es una pasta cremosa que proporciona un brillo especial. Favorece la hidratación de los labios y su aspecto es incoloro, bastante brillante y con notas aromáticas. Su principal desventaja radica en que es menos duradero.

POLVOS PARA LABIOS

Al igual que las sombras de ojos, se aplican con un pincel. Duran más que la pintura en barra, pero no conviene abusar de ellos porque resecan la fina piel de los labios.

PRODUCTOS NATURALES

Puede conseguir un brillo de labios muy fácil de preparar mezclando 9 cucharaditas de lanolina con 1 cucharadita de aceite de ricino.

84. TRUCOS PROFESIONALES

PARA LA CARA Y LA BOCA

- ♦ Sin maquillaje: si no le gusta usar base pero quiere mejorar su aspecto, mezcle unas gotas de maquillaje con su hidratante.
- ♦ Aspecto natural: si tiene que acudir a algún lugar iluminado con fluorescentes y no quiere que su rostro adquiera un tono enfermizo, añada un poco de crema rosada al maquillaje de fondo.
- ♦ Buena cara: para arreglar un rostro fatigado, use una ampolla revitalizante instantánea y aplique un poco de colorete rosado en la frente, el caballete de la nariz y la barbilla.
- ♦ Colorete demasiado intenso: si el color escogido es demasiado subido, aclárelo aplicando polvos incoloros por encima.
- ♦ Colorete perfecto: si usa colorete en crema, antes de pintarse póngalo un rato en la nevera y difumínelo con las yemas de los dedos con pequeños golpes ascendentes para que se funda y adhiera mejor.
- ♦ Maquillaje eterno: frote el rostro con una rodaja de limón

antes de aplicar el maquillaje de fondo o pulverice agua
mineral, enfriada en la nevera, sobre el maquillaje de fondo.

♦ Maquillaje siempre perfecto: si las gotas de sudor amena-
zan el maquillaje, ponga sobre el rostro un pañuelo de papel
y dé unos suaves golpes para que absorba. Aplique polvos
traslúcidos.

♦ Polvos: antes de aplicarlos, pase por el cutis un pañuelo de
papel. Presione ligeramente para eliminar los excesos de
maquillaje o de grasa.

♦ Para rejuvenecer: aplique los productos con líneas ascendentes; difumine la sombra de los ojos hacia arriba y peine
las cejas hacia arriba y hacia fuera. Si las comisuras de los
labios son ligeramente caídas, corríjalas con la barra.

♦ Escoja siempre tonos de maquillaje claros y luminosos;
cuanto más oscurezca su rostro, más relevancia y dureza
adquirirá.

UNA BOCA FRESCA Y JUGOSA

♦ Fijar el color: la pintura de labios durará mucho más si la
fija con un poco de polvos incoloros. De esta forma, también eliminará los excesos de brillo. Otra solución es aplicar un cubito de hielo en los labios.

♦ Delinear: acostúmbrese a usar un delineador, los labios
resaltan más y es más fácil aplicar el color. Incluso si sólo
se aplica brillo, dibuje el contorno de los labios con un delineador sin color.

♦ Labios más gruesos: perfílelos primero con un lápiz blanco
ligeramente por encima de su línea natural.

♦ Labios más jugosos: aplique en el centro de cada labio una
pincelada de un color más claro y difumine bien.

- ♦ Un color para cada ocasión: renueve los colores mezclando diferentes tonos. Aplique sus propias combinaciones con la ayuda de un pincel de labios.
- ♦ Una solución para cada caso: en el mercado existen barras adecuadas a todo tipo de necesidades y exigencias: sin huella, para no manchar y estar segura del maquillaje durante más tiempo; barras semitransparentes, para dar un brillo de efecto menos húmedo; mates satinados, increíblemente persistentes, para crear un efecto aterciopelado; labiales de efecto lifting, muy cremosos y cubrientes, para hacer que los labios parezcan más carnosos y frescos; e iluminadores, barras en tonos dorados, plateados o melocotón, ideadas para aplicar sobre el lápiz de labios habitual y dar un mayor énfasis a la boca.

85. TRUCOS PROFESIONALES PARA LOS OJOS

Los ojos son la parte del rostro más expresiva y, también, la que más se puede favorecer con el maquillaje: delineadores, sombras y máscaras de pestañas aseguran que, con un poco de destreza, todos los ojos sean bellos, penetrantes, expresivos y seductores.

El corrector de ojeras es imprescindible, pero no intente cubrirlas del todo, pues se trata únicamente de disimularlas. Use un producto en crema, más fácil de extender, y huya de las fórmulas demasiado claras y mates. Aplique el corrector con moderación y no olvide la zona del lagrimal, incluida la parte superior del ojo.

LÁPIZ DELINEADOR, KAJAL Y EYE-LINER

♦ Uso de un lápiz: si prefiere el lápiz al eye-liner y quiere trazar con mayor precisión las líneas, pase rápidamente la mina del lápiz por una cerilla o bien golpee ligeramente con la mina del lápiz, dos o tres veces, una bombilla eléctrica encendida.

♦ Uso del eye-liner: para que no le tiemblen los párpados mientras lo aplica, abra la boca.

♦ Ojos más expresivos: resalte unos ojos marrones perfilándolos con Kajal lila, que les dará un aire más misterioso. Para que los ojos azules aparezcan más brillantes, use un Kajal azul claro alrededor del párpado inferior.

♦ Mejorar la forma de los ojos: para unos ojos demasiado juntos, es mejor resaltar con Kajal únicamente los ángulos exteriores. Si los ojos están separados, perfile todo el borde del ojo. Para los ojos demasiado grandes es efectivo trazar una línea de Kajal junto al párpado inferior o en la zona interior del párpado

SOMBRAS

♦ Sombra de ojos perfecta: para que la sombra de ojos no se deposite en las arrugas de los párpados, cubra previamente estos con polvos faciales incoloros.

♦ Sombras discretas: las sombras de ojos de tonos mate son más naturales que las sombras nacaradas. También puede conseguir una apariencia natural aplicando un color con matices diferenciados.

♦ Combinaciones de colores: use las sombras de ojos violetas o rosadas en combinación con otros colores porque, por sí solas, producen una apariencia pobre y enfermiza. Recurra a los dúos de sombras sin complejos y utilícelos incluso combinándolos entre sí.

♦ Agrandar los ojos: unos toques de luz dorada (highlights) sobre los párpados superiores agrandan los ojos. Este truco sólo es adecuado para los tipos primavera y otoño, y exclusivamente por la noche.

♦ Depilación sin dolor: pase un trozo de hielo para dormir la zona de las cejas que quiere depilar. Las horas en que suele doler menos son las primeras de la tarde. Estire la piel que rodea la zona para disminuir las molestias.

♦ Depilación perfecta: arranque cada pelito de uno en uno. No se apresure y haga pequeñas pausas para ver el efecto. Depile sin piedad los pelitos que aparecen desde las cejas a las sienes.

♦ Cejas cuidadas: cepíllelas convenientemente para evitar que adquieran un aspecto enmarañado.

♦ Cejas rebeldes: péinelas en la dirección adecuada con un cepillo previamente rociado en laca para el cabello.

♦ Cejas brillantes: unos toques de brillo labial incoloro proporcionan brillo a las cejas.

♦ Pestañas más espesas: aplique la primera capa de máscara únicamente en la punta de las pestañas y la segunda en toda su extensión.

86. EL PERFUME ADECUADO

Un perfume es una combinación de aceites esenciales mezclados de forma armónica. Una de sus principales características radica en que desarrolla un olor diferente en cada una de las distintas fases de evaporación.

Lo primero que se huele es la nota de salida, que dura unos pocos minutos y está pensada para halagar el olfato y favorecer la compra.

La nota media o corazón, que revela su fragancia a la media hora, es la característica principal de su composición.

Por último, el fondo del perfume o nota básica se empieza a manifestar una hora después de su aplicación, y es el aroma que permanece, el tema principal del perfume.

Existen más de 300 esencias que el perfumista puede mezclar en combinaciones casi innumerables. Sin embargo, las costumbres y preferencias del público propician que este número de asociaciones se limite.

Un perfume para cada ocasión

Existen más de 300 perfumes diferentes en el mercado que se pueden agrupar en diferentes familias:

- ♦ Florales: su composición se basa en el olor de una flor.
- ♦ Floridos: incluye los perfumes compuestos de una combinación armoniosa de distintas flores.
- ♦ Orientales: se componen de olores sensuales y cálidos que tienen como base el ámbar del almizcle y la civeta, y diferentes tonalidades de especias como clavo, vainilla, canela..., con notas resinosas y florales pesadas.
- ♦ Aldehídicos: en su momento representaron una revolución.
- ♦ Cítricos: fragancias modernas y muy ligeras, con un carácter principal común de notas cítricas como la bergamota, el limón y la naranja.
- ♦ Verdes: conjunto de fragancias de olor fresco y deportivo, que combina las notas de plantas verdes en la salida con fondos amaderados.

La elección

La forma más concentrada de una fragancia es el extracto, que contiene un alto porcentaje de aceites esenciales naturales y fijadores. Son más costosos pero también su duración es mucho más prolongada.

Después encontramos el perfume, que constituye una versión menos concentrada y por tanto permite una utilización con mayor libertad, aunque dependiendo de si pertenece a una familia u otra puede resultar más o menos embriagador. Conviene usarlo con prudencia.

El agua de colonia es una forma más fresca y ligera de presentar la fragancia; se puede usar con mayor generosidad y presenta olores más juveniles, modernos y desenfadados.

CONSEJOS PRÁCTICOS

No se deje llevar nunca por la primera impresión y tómese el tiempo necesario para elegir su perfume. Una primera aproximación al perfume pueden ser los cartoncitos que tienen para tal fin en las perfumerías. De todas formas, un perfume debe probarse siempre sobre la piel porque cada persona posee un olor particular que, al mezclarse con los diversos componentes, da resultados diferentes.

Coloque unas gotas de perfume sobre la parte interior de la muñeca y agite un poco la mano para favorecer que las notas de salida desaparezcan. Compruebe que el olor le sigue gustando. Deje que la composición actúe durante un par de horas y observe el proceso. Sólo después de este tiempo podrá decidir si se queda o no con ese perfume.

ÍNDICE

CUIDADOS

COSMÉTICA EMBELLECEDORA

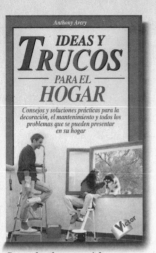

Anthony Avery

IDEAS Y TRUCOS
PARA EL HOGAR

Consejos y soluciones prácticas para la decoración, el mantenimiento y todos los problemas que se pueden presentar en su hogar

Resuelve todas las cuestiones de la decoración de tu vivienda, así como los pequeños problemas e imprevistos que surjan en el hogar.

- Las mejores soluciones para decorar y amueblar todos los espacios de tu vivienda.
- Los estilos que mejor pueden adaptarse a tus posibilidades y a tu forma de vida.
- Cómo conservar en perfectas condiciones los distintos revestimientos de tu hogar (pintura, estucados, pavimentos, parquet...).
- Cómo eliminar las manchas más difíciles en superficies generales y en tejidos.

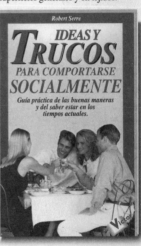

Robert Serre

IDEAS Y
TRUCOS
PARA COMPORTARSE
SOCIALMENTE

Guía práctica de las buenas maneras y del saber estar en los tiempos actuales.

Conoce las claves esenciales para comportarte con corrección y elegancia en cualquier situación de la vida social moderna.

- Cómo cultivar una imagen elegante y distinguida
- Aprender a escoger la indumentaria adecuada a cada ocasión.
- Claves para realizar con total corrección presentaciones, saludos y despedidas.
- Cuáles son las cualidades del perfecto anfitrión.

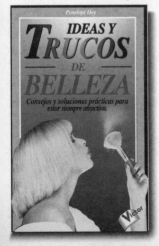

Penelope Doy

IDEAS Y
TRUCOS
DE
BELLEZA

Consejos y soluciones prácticas para estar siempre atractiva.

Descubre los trucos y consejos necesarios para ofrecer en todo momento una imagen atractiva.

- Métodos para elaborar tus propios cosméticos a partir de productos naturales.
- Cómo conseguir una piel sana, eliminando los problemas de impurezas y arrugas.
- Los mejores sistemas para combatir y evitar defectos como las estrías o la celulitis.
- Conocer las ventajas de las diversas clases de baños tonificantes.
- Qué tipo de cosmético se adapta mejor a las distintas zonas de tu cuerpo.
- Cuidados esenciales para potenciar el atractivo de cabellos, manos y senos.

Domina todas las claves imprescindibles sobre la elaboración y presentación de cócteles.

- Cómo preparar y servir los cócteles más conocidos en nuestra cultura social.
- Los orígenes y evolución de las mezclas a lo largo de la historia.
- Consejos para disponer de un bar perfectamente surtido en tu propia casa.
- Conocer los utensilios más adecuados para la elaboración de cada mezcla.
- Los tipos de copas o vasos apropiados a cada cóctel.

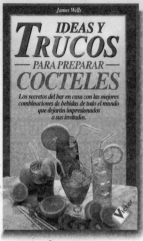

Aprende a superar todos tus temores y a dominar los resortes necesarios para captar la atención de la audiencia.

- Cuáles son las cualidades de un buen orador.
- Cómo adaptar tu discurso a las circunstancias (lugar, posición ante el público, horario...).
- Actitudes que debe adoptar el orador en función del tipo de público.

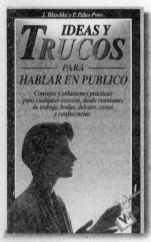

El nombre no sólo nos identifica, sino también nos proporciona una personalidad única.

- La etimología, historia y características de cada nombre.
- Una relación completa de nombres con sus respectivas onomásticas.
- La influencia de la numerología aplicada a los nombres de personas.
- Por qué la elección de un determinado nombre condiciona nuestro carácter.
- Conocer numerológicamente qué valor final resulta de sumar nombre y apellidos.
- Descubrir el simbolismo que tradicionalmente se ha otorgado a cada nombre.

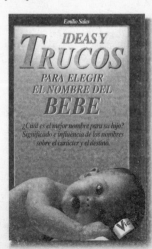